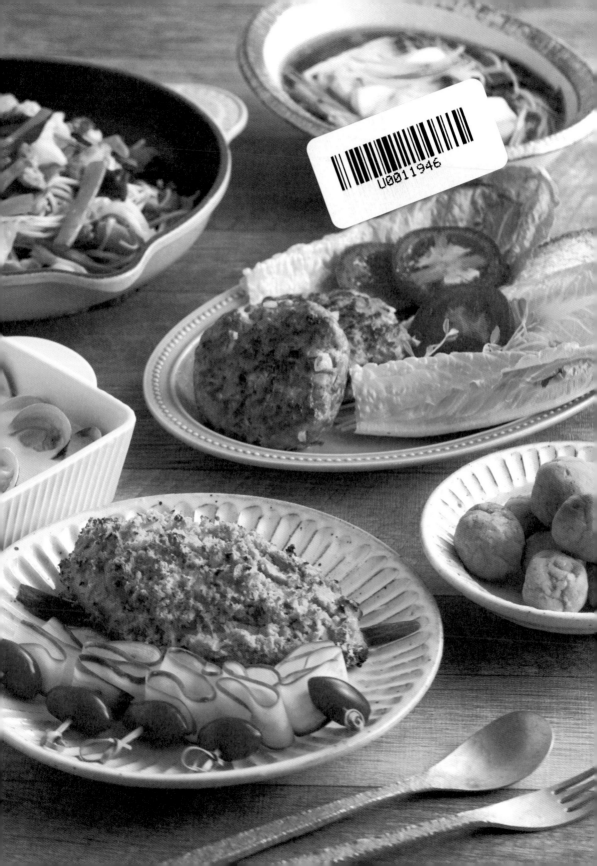

怕你太瘦

胖是吃出來的，瘦也是！

擺脫「少吃、節食」等錯誤觀念，
搭配 **60** 道沒有技術含量的超簡易食譜，
讓你成功脫離減肥地獄！

*Maggie's
recipe for
healthy diet*

瑪姬——著

怕你太瘦的體重管理師

積木文化

Contents 目次

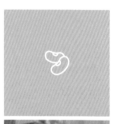

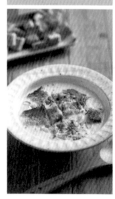

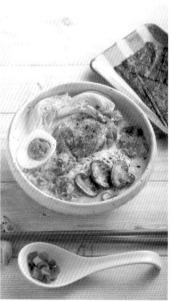

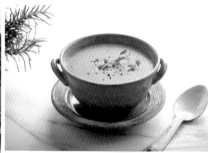

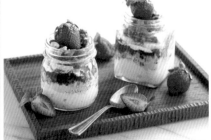

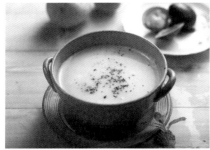
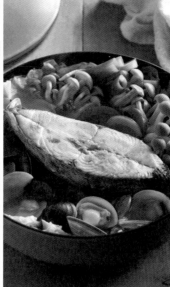
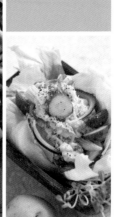
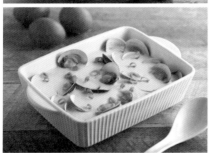

Part 2

海鮮

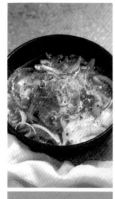
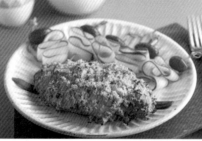
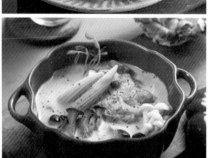
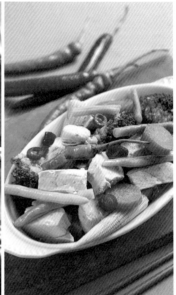

Part 3
雞肉

Part 4
豬肉&牛肉

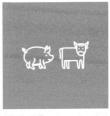

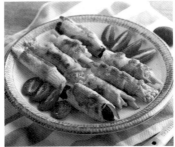

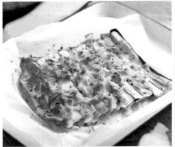

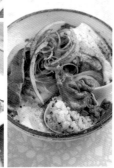

Part 5
蔬食

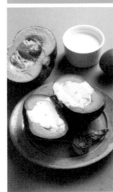

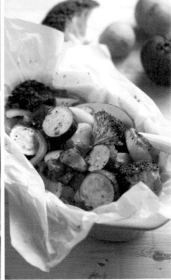

＊ 請注意：「18歲以下、65歲以上、孕婦、運動員、患有身心疾病、BMI為肥胖等級」以上特殊族群若有減重需求，皆
需要在醫師評估監督下執行。

＊ 請注意：本書每道食譜所包含的蛋白質或碳水（醣類），並不等於完整的一餐或是一人份喔！

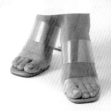

42歲

學煮飯

45歲

跑30場馬拉松

49歲

練空中瑜伽

52歲

學習經營自媒體

55歲

出書

56+

預見更好的自己

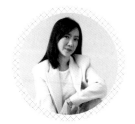

瑪姬老師

有些事，你現在不做，
永遠也不會做！

「永遠不要嫌自己太老～因為明天過後，只會更老！」

Hi～我是怕你太瘦的體重管理師，今年55歲的瑪姬老師。

從第二胎產後瘦身至今超過15年，一直維持48公斤／肌肉量34.5公斤／體脂23%。自己經歷了產後肥胖到瘦身成功的3個階段：從減脂期到維持期，再進入長達十多年的穩定期。我將以自己的經驗來跟大家分享「如何健康、美麗、優雅的維持身材」。

瑪姬有超過20年以上的健康食品產業經歷，因此對於日常飲食非常重視，也瞭解食物營養對健康的影響。從減重成功到維持最佳健康狀態，除了滿滿的瘦身經驗，更取得甲級健康體重管理師證照，希望能以自身和學員們的實例，再結合專業知

識，讓有相同需求的人，獲得正確、健康的減重觀念，當然也希望以我的例子，將一直在減重地獄輪迴的人拉上岸。

常有人問，「體重管理師」和「營養師」有什麼不一樣？

營養師是相關科系畢業，有國考證照，對食品營養有專業的人士，可以特別針對個別對象或特定對象的健康狀況做營養評估、營養需求、飲食設計諮詢，並開立精確的菜單分量。

體重管理師的工作是，協助改變三餐作息、生活習慣、增加身體活動量、壓力情緒的處理與陪伴，以及陪同執行健康飲食計畫，並提供減重者正確的健康資訊，適時根據個案的身心健康狀況需求，提供轉介合適的醫師或營養師。

因為在瘦身的過程裡，影響減重的結果並不單純只是飲食管理，除了飲食控制之外，與生活作息、情緒壓力、身體活動量、充足營養素、荷爾蒙的變化及身心疾病等，都有非常密切的關係。因此你會需要專業的體重管理師陪你一起走過瘦身之路。

＊ 請注意：「18歲以下、65歲以上、孕婦、運動員、患有身心疾病、BMI為肥胖等級」以上特殊族群若有減重需求，皆需要在醫師評估監督下執行。

書中選擇的食材皆以原形食物為主，組合烹煮出美味料理。哪些食物是減重天菜？怎麼把不太好吃的食物變好吃？如何快速做好一頓減脂餐？步驟簡單好完成，就算是料理新手，也可以無痛下廚。

現在物價越來越高，外食餐盒不只昂貴，又大都是高碳、高油和滿滿的食品添加物，吃起來令人膽戰心驚，學會如何簡單的幫自己或家人做健康有營養的一餐很重要。

Who 這本書適合誰呢？

- ☑ 想減重的人
- ☑ 不想變胖的人
- ☑ 想要維持健康的人
- ☑ 自覺手殘不會煮飯的人

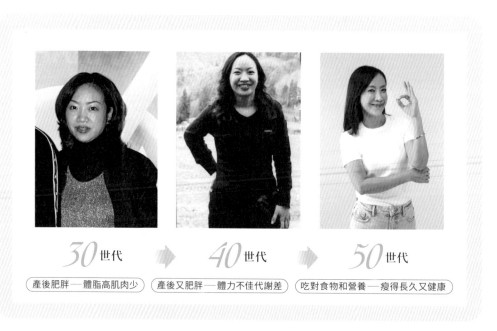

30 世代 ➡ *40* 世代 ➡ *50* 世代

（ 產後肥胖—體脂高肌肉少 ）（ 產後又肥胖—體力不佳代謝差 ）（ 吃對食物和營養—瘦得長久又健康 ）

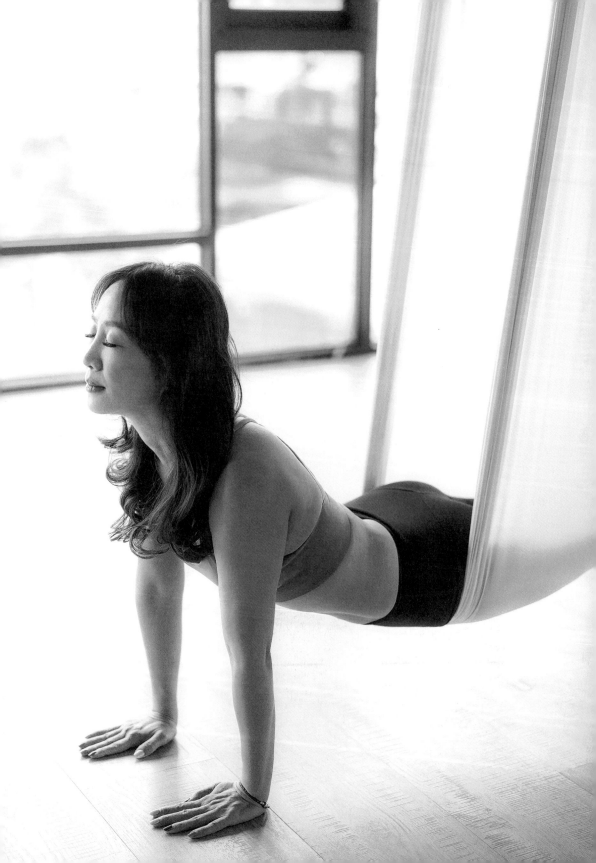

如何使用本書

1 計算每日所需營養分量

每個人的性別、年齡、身高、體重以及身體活動程度都不一樣，每日所需的碳水、蛋白質、脂肪的分量也不相同，需根據自己的每日總熱量消耗（TDEE, Total Daily Energy Expenditure）分配到六大類食物裡才正確，那要如何知道自己的每日總熱量消耗是多少大卡呢？（請掃下方QRcode查詢）

Step1 依自身條件輸入性別、年齡、身高、體重。

基礎代謝率 (BMR) 計算機

BMR 指人體在休息狀態下，維持新陳代謝所需的熱量，例如：呼吸、器官運作、體溫維持等，即使整天躺著不動也會消耗的最低熱量。BMR 會隨著年紀增加或體重減輕而降低，會隨著肌肉量增加而上升。

生理性別：◉ 🔒男性 ○ 🔒女性

年齡：

> 請輸入年齡

身高：

> 請輸入身高 (公分)

體重：

> 請輸入體重 (公斤)

每日總熱量消耗 (TDEE)

TDEE 是身體一整天下來，包括基礎代謝、活動量、吃東西所消耗的熱量。不同的生活型態需要的熱量也不一樣，當每天攝取的熱量和 TDEE 相等，便達到「熱量平衡」。

一般 | 我想減重

減重以均衡飲食為原則，應循序漸進才不易復胖。每週減去約 0.3~0.5 公斤，為適當的減重速度。可從 TDEE -300 大卡開始，視情況調整成 -500 大卡。

※ 避免過度節食造成肌肉流失，減重期間熱量不得低於基礎代謝率，下方建議攝取為 TDEE -300 大卡。

🔒	🔒	🔒
身體活動趨於靜態 說明	**身體活動程度較低** 說明	**身體活動程度正常** 說明
(幾乎不運動)	(每週運動 1-3 天)	(每週運動 3-5 天)
建議攝取	建議攝取	建議攝取
🔒	🔒	
身體活動程度較高 說明	**身體活動程度激烈** 說明	想知道自己的體重是否標準嗎？
(每週運動 6-7 天)	(長時間運動或體力勞動工作)	前往 BMI 計算器 ▸
建議攝取	建議攝取	

Step2 請依個人況狀輸入上方得出的TDEE數值，即可知道每日所需之六大類營養食物。

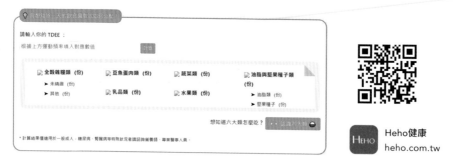

📍我想知道⋯⋯ 大卡飲食攝取如何分配！？

請輸入你的 TDEE：

根據上方彈動填末填入對應數值 [確認]

🔒 全穀雜糧類 (份)	🔒 豆魚蛋肉類 (份)	🔒 蔬菜類 (份)	🔒 油脂與堅果種子類 (份)
▸ 未精緻 (份)			
▸ 其他 (份)	🔒 乳品類 (份)	🔒 水果類 (份)	▸ 油脂類 (份)
			▸ 堅果種子 (份)

想知道六大類怎麼吃？ 延伸閱讀 ▸

* 計算結果僅適用於一般成人，糖尿病、腎臟病等特殊狀況者請諮詢營養師、專業醫療人員。

Heho健康
heho.com.tw

2 查詢六大類食物的攝取

知道自己的每日攝取總熱量後，也可依自身需求的熱量，參考衛生福利部國民健康署「每日飲食指南手冊」，查出自己的六大類飲食建議份數及食物代換分量等資訊。請至衛生福利部國民健康署「每日飲食指南手冊」查詢下載。（請掃右方QRcode）

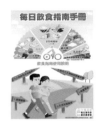

掃碼下載每日飲食指南手冊

3 附食譜作法影片QRcode

本書大部分食譜皆附影片QRcode，影片中的食材、比例及分量可能與書中不同，但作法一樣。食材可依個人喜好更換，分量可依每人一天所需熱量作調整。另外，請注意，本書每道食譜所包含的蛋白質或碳水（醣類），並不等於完整的一餐或是一人份喔！

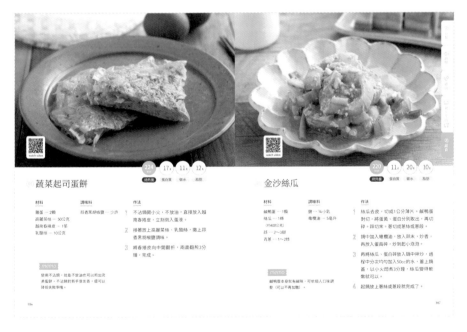

Point 書中每道料理均標示「總熱量、蛋白質、碳水、脂肪」等含量。

4 創造熱量赤字

什麼是熱量赤字？熱量赤字就是攝入的卡路里小於一天消耗總量（TDEE）。

身體需要一定的卡路里才能正常運作，但當你攝取的熱量超出身體所需的卡路里，多出來的部分就會儲存變成脂肪，也就是如果每天多攝取100卡，那麼77天後就會默默地多出1公斤（人體只要累積7700大卡，體重就會增加1公斤）。所以最好可以創造熱量赤字，才能有效瘦身。

如何創造熱量赤字？有二個方法：一、減少攝入多餘的熱量，但每日攝取總熱量不能低於基礎代謝率，否則消耗的會是寶貴的肌肉，也會非常容易反彈復胖。二、增加身體活動或運動的消耗量，把多餘的熱量用掉。

5 調味料的標示

食譜中的調味料標示為何有些是「適量或少許」？因為每個人口味不同，在減脂期希望大家斟酌使用調味醬料，盡量減少鹽、糖、油的攝取量。

添加在食物裡的鹽、糖、油到底要幾公克？當然是越少越好，很多人說這樣太清淡了，不香不好吃，但如果能花點時間慢慢改變口味，不但可以減輕身體的負擔，還能夠訓練味蕾的靈敏度，把熱量配額拿去享受更棒的原味美食～

世衛建議一般成年人每日的鈉攝取量應少於2000毫克（即略少於一小平匙食鹽，一小平匙食鹽約重5.8公克，含2300毫克的鈉）才算是健康。並建議到2025年鹽的攝取量目標應相對減少30%。經研究分析發現，飲食中鹽／鈉攝取量較高，BMI會顯著增加、腰圍也會跟著增加；英國營養調查顯示，每增加1g鹽攝取量，成人會增加26%、兒童會增加28%的肥胖風險。

外加到飲料、加工食品、調味料中的精緻糖，大都屬於沒什麼營養只有熱量的「糖」，需要盡量減少攝取，糖的攝取量建議在每日必須攝取熱量的5%以下。減脂期需要的是「醣」，也就是碳水化合物，全穀根莖類的澱粉都含有醣類，醣類是食物營養成分裡很重要的熱量來源，大腦、器官、身體代謝都需要消耗由醣轉換成的葡萄糖才能運作，減脂期很多人都不敢吃澱粉，其實「是不要吃糖，不是不要吃醣」喔！

油的攝入是減脂期很容易忽略的隱形熱量，1公克的油等於9大卡，油脂吃太多容易累積熱量，很難瘦的喔！最好是盡量減少外食，避免吃到不好的油，在熱量內吃到好油，有助身體健康！減脂期的油脂攝取非常重要喔！不能一直吃水煮或無油餐。

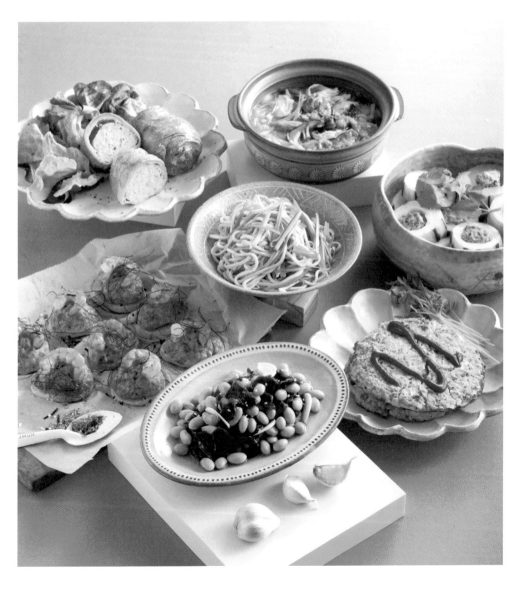

慢慢瘦才是快

健康是目的

瘦只是附加價值

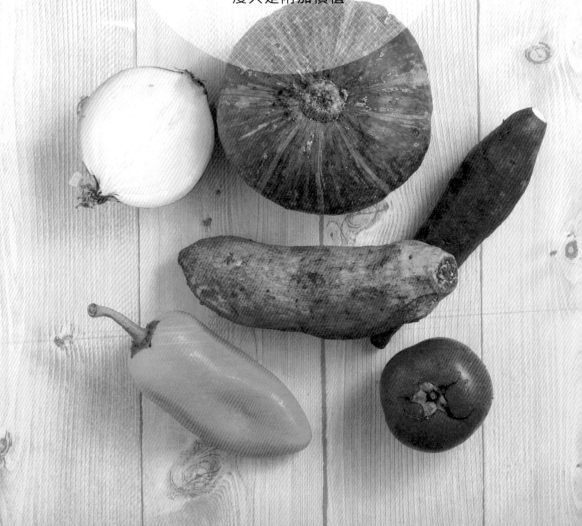

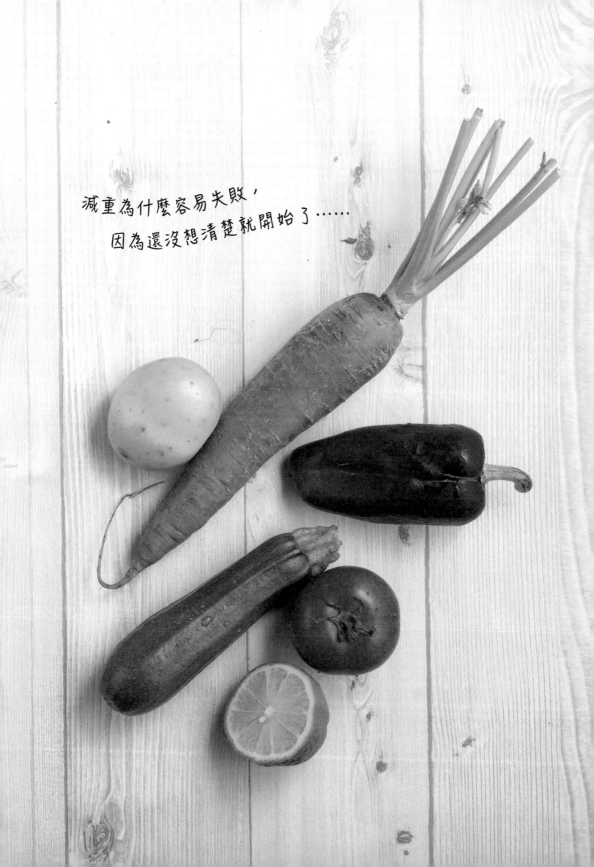

減重為什麼容易失敗，
因為還沒想清楚就開始了……

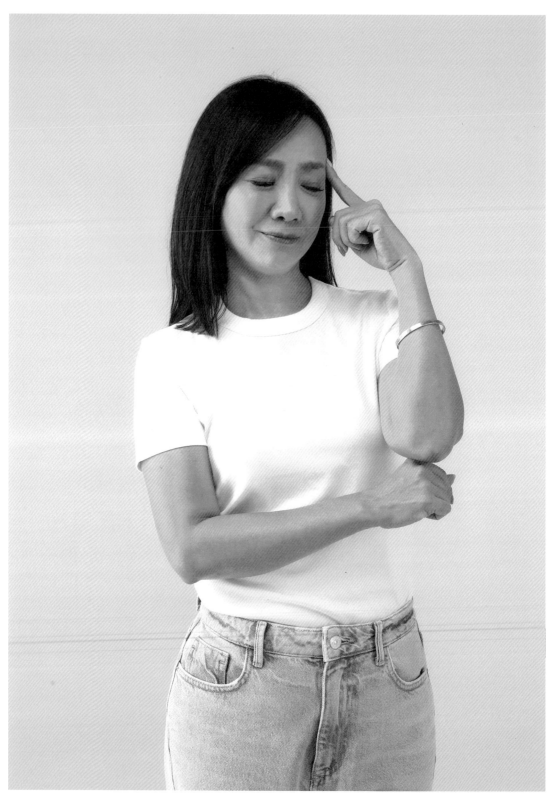

Maggie

瑪姬碎碎念

「減重第一步是先想清楚～
我為什麼要減重？」

現在令人不滿意的體況並不是三、五個月就累積出來的，許多人在下定決心減重的時候，便要求自己必須短時間瘦下來，很積極的進行了三、五個星期，看不到預期的瘦身成果就放棄，下次心血來潮時，又再開始減重，然後一輩子都在減肥換方法、換方法再減肥，無限輪迴……

想要減重，請先做到以下最基本的三件事情：

✖ 戒掉甜點零食和宵夜

✖ 不喝含糖及酒精性飲料

✖ 不吃油炸及加工食品

天哪～是不是覺得光這一關就過不去了！別急著放棄啊！這些食物不是一輩子都不能吃，在「減脂期」，這些是紅燈區食品，暫時遠離會讓你更容易看到減重成果，當你看到成果，越有信心就越容易執行下去！

選擇貼近生活的減重方式，才能持續進行。雖然減重不單純只有飲食，還包括睡眠質量、飲水量、身體的活動量、充足的營養素等等。但是飲食管理是第一要務，也是決定性的因素。

所以減重第一步，請先管住嘴！

減重的過程猶如調整體質，現在的身體狀況是過去的不良飲食與生活習慣造成，不要想在幾週內就瘦身成功（因為你的體重也不是幾週內就造成），平均每週減0.5到1公斤是最佳減重速度，越快速瘦身就越快速復胖，我們減重不是為了要復胖，先給自己建立一個改善健康、調整體質的想法，好好面對自己的三餐，把每日有限的熱量，拿來吃對的食物，改變飲食習慣、擁有健康，自然就遠離肥胖。

「做好六件事，
瘦下來，只是時間問題而已！」

1 均衡攝取六大類食物

遵從「每日飲食指南」中的建議，了解自己每日所需的六大類食物分量，再平均分配在每日三餐中，各類食物的選擇以原形、少加工和不加糖為主，每一類的食物會帶給身體不一樣的營養和幫助，不同的營養素無法互相取代，均衡且完整的攝取很重要，在「減脂期」更要做到不挑食，除非有病理性因素，醫生交代有不能吃的食物，才需要進行控制。

2 每日足夠的飲水量

減重與喝水有什麼關係呢？有人說，我連喝水都會胖。水沒有熱量啊！不可能有人喝水就變胖。多數是因為長期進行低熱量或節食減肥造成的停滯體況。人體有70%是水分，體內生化反應都需要水才能進行，把廢物帶出體外、燃燒脂肪也需要水分，沒有水分會很難進行代謝作用。

身體一旦缺水，連燃燒脂肪的反應都

會變慢。所以不要再說「連喝水都會胖了！」是不喝水才會胖喔！

Q 一天要喝多少水才夠呢？

建議攝取的水量為：體重×40

想讓身體有效吸收水分，就要「分次、少量、慢慢喝」，特別注意別大口牛飲啊～那只會增加排尿速度，喝下去的水會立刻流失，沒有足夠的時間讓身體運用，也會讓忙碌的你產生一直要上廁所的困擾，最後為了省麻煩，演變成乾脆不喝水，得不償失。慢慢喝水除了提供身體所需，還有穩定情緒、撫平壓力、抑制食欲以及減少水腫的功能，好處多多。

3 增加身體活動量

運動並不會決定胖瘦，不運動也不等於瘦不下來。不過多運動或增加身體活動

量，確實是促進代謝最直接的方法之一。但也不能單靠運動，卻完全不做飲食管理，不然一旦停止運動量，就會像當兵退伍或運動員退役一樣，很快就會胖起來！

對於從不運動或不愛運動的人，可以從增加身體活動量開始，例如飯後公園快走、捷運走樓梯不搭手扶梯、提早兩站下公車走路10分鐘、辦公室在10樓搭電梯到5樓後改爬樓梯，這些日常生活裡的小改變都不困難吧！或是最日常的追劇，一般都是躺在沙發，一邊吃零食一邊配飲料追劇，這樣就是直接增肥，請改成站著「快走」追劇，這樣就會不知不覺地增加兩個

小時的身體活動量囉！

懶得外出健身，也可以選擇居家運動，例如跳繩、瑜伽墊上的快走或超慢跑，都是簡單又安全的有氧運動。想要快速燃燒脂肪的話，可以進行較高強度間歇訓練（這被證明是最有效率的燃脂運動），所謂高強度間歇是指衝刺和緩和交替進行，例如快跑1分鐘、慢跑3分鐘，持續交替進行，或是參考YouTube上的HIIT高強度間歇居家運動教學影片。

不管進行哪一項運動，還是要依個人的體況做調整，如果有疾病或從來沒有運動經驗，建議尋求專業體適能教練指導。

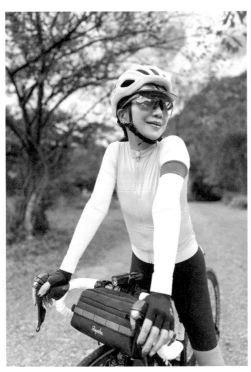
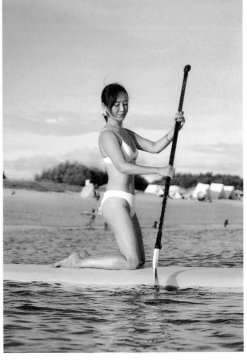

4 充足、優質的睡眠

常聽說減重不能熬夜到底為什麼？

2022年一篇刊載於*JAMA Internal Medicine*的隨機對照試驗指出，睡眠增加1.2小時的受試者，每日會比對照組少吃270大卡的熱量，且2週能多減0.87公斤左右，也有許多文獻支持睡眠充足有助於「減重減脂」。

當睡眠不足時會使身體裡的瘦體素（Leptin）減少、飢餓素（Ghrelin）增加，睡眠不足時，人體會感到特別饑餓、進食量增加，而且會傾向選擇高碳水、高油脂的食物，這就是為什麼熬夜容易餓，更想吃東西。

人體晚上10點到半夜2點，是生長激素分泌量最多的時候，正確的睡眠時間和充足的睡眠會分泌生長激素，細胞也會更新，刺激脂肪的代謝，幫助控制荷爾蒙以達到減重效果，同時也是肌肉生長的關鍵時刻，所以睡一個好覺～一舉數得啊！

日本減重名醫佐藤桂子提出的「733睡眠減肥法」，也說明「睡好覺」跟瘦身有著密切的關係。何謂733睡眠減肥法，就是一天一定要睡滿7小時，睡著後至少要熟睡3小時不醒來，半夜3點一定要進入熟睡狀態。

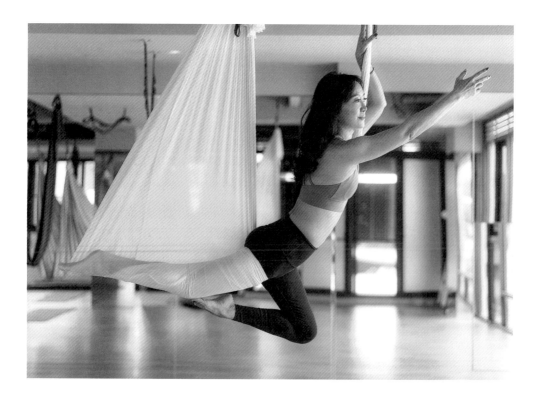

所以就算再忙，一定要把「睡眠」納入時間規劃，不要覺得睡覺是浪費時間。沒有足夠的睡眠，隔天工作效率容易降低，慢慢就變成熬夜的習慣，長期下來就是雙重損失，有些人時間很多，但就是睡不著，怎麼辦？以下提供幾個助眠的方法：

❶ 睡前至少1個小時以上，不要再使用手機或3C產品

視網膜的內生感光視神經細胞受到藍光刺激，讓身體持續興奮，睡前滑手機會刺激腎上腺素和多巴胺的釋放，給人快樂的感覺，因此就不容易睡著。

❷ 晚餐後不喝酒、咖啡及濃茶

這些飲品含有令人興奮的咖啡因，建議晚餐之後不要再飲用。另外抽菸也容易使人興奮，容易失眠的人一定要改掉睡前抽菸的習慣。

❸ 就算精神不濟，也不要在白天補眠

在不該睡覺的時間睡覺，對身體的幫助不大，也容易形成惡性循環，晚上反而精神變好更睡不著。

❹ 睡覺前泡腳

睡前用40度的溫水泡腳可以加強血液循環、放鬆身體、穩定自律神經、緩解疲勞、幫助睡眠。

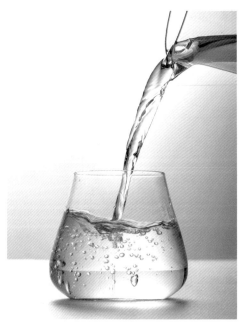

每日要有足夠的飲水量，晚餐後不再喝酒、咖啡及濃茶。

❺ 臥室盡量不要有任何光線

晚上開著小燈睡覺，就算睡著，大腦還是會感知到光線，神經傳導會持續亢奮，血糖和心律會升高，如果真的不方便關燈，或許戴上眼罩也是一個好方法。

❻ 適量補充幫助睡眠的營養素

建議補充褪黑激素，褪黑激素又稱「睡眠荷爾蒙」，能調節生理時鐘幫助睡眠。或是睡前喝半杯溫熱的牛奶，因為牛奶中所含的酪蛋白是褪黑激素的前驅物，但不要喝太多，否則半夜尿急反而影響睡眠。另外，適量的補充鈣、鎂、維生素B群等，也有助於睡眠品質。

5 適時的紓解與釋放壓力

現代人的壓力來自四面八方，糟糕的是，經常感到壓力的壓力荷爾蒙是團結脂肪的大魔王！

壓力太大也會干擾睡眠，對減重真的影響很大，該怎麼辦呢？請試試以下的方法：

➡ **改變想法**：心理經常影響生理，一些覺得困擾、糾結，但暫時無法解決的事情，建議轉換想法先放下，時間或許就有最好的答案。

➡ **行動做法**：做一些能紓解壓力的事情（除了暴食之外），可以多做深呼吸放鬆肌肉和心情，瑜伽或冥想也對壓力釋放有幫助。培養運動習慣也是一個好方法，運動看起來好像很累，但運動完之後，大腦分泌的快樂激素「多巴胺」卻有助睡眠，甚至能改善情緒低落，帶來快樂，遠離憂鬱。

6 補充完整的營養

都營養不良了，是要怎麼減重啊？人體需要完整的「巨量營養素」和「微量營養素」，如果連這些基本的營養都不足了，要如何減重？

要減重也要健康，在減重之前，請先留意自己是否營養均衡。以下概述人體的必需營養素：

➡ **巨量營養素**：人體需要的量比較大，所以稱為「巨量」。包括醣類、蛋白質、脂質，這三類是身體不可或缺的能量來源與健康基石。

➡ **微量營養素**：人體需要的量比較小，所以稱為「微量」。包括礦物質、維生素（維他命），微量營養素需從食物中獲取，每種食物的微量營養素含量都不同，因此最好攝取多種食物以達到足夠需求。每種維生素和礦物質對身體都有特定作用，因此均衡飲食很重要。

Tips 幫助減脂的八大微量營養素

足量補充這些微量營養素，可以讓人獲得更滿意的減重效果。

- ☑ 維生素B群
- ☑ 維生素C
- ☑ 維生素D
- ☑ 鐵離子
- ☑ 鎂離子
- ☑ 鈣質
- ☑ 綠茶萃取物
- ☑ 魚油

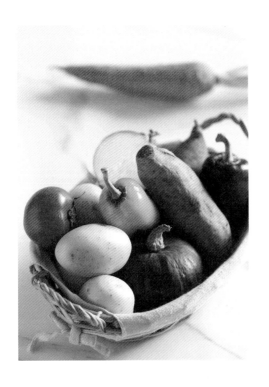

❸ **維生素D**：維生素D不足的人更容易發胖。因為維生素D能增加血清素分泌，影響大腦下視丘的飽食中樞，傳遞飽足感，進而降低肥胖的風險，達到幫助減肥的效果。

❹ **鐵離子**：鐵有助於將氧氣攜帶到體內的所有細胞，包括肌肉。因此有助於脂肪的燃燒及代謝。

❺ **鎂離子**：鎂是一個多能的礦物質，可防止便秘、降血壓等，還有調節血糖、有助瘦身的功效。鎂也可作為輔酶，幫助人體300種以上的酵素正常地運作。

❻ **鈣質**：攝取足夠的鈣質有助於「抑制食慾」，讓想減重的人比較容易達到目標。

❼ **綠茶萃取物**：綠茶多酚類可抑制澱粉的活性，降低碳水化合物被消化分解的速度，可避免「肥胖賀爾蒙」胰島素值驟升，進而充分燃燒堆積在體內脂肪，並可減少兩餐間的飢餓感，避免過食。

❶ **維生素B群**：除了能幫助人體代謝碳水化合物、蛋白質和脂肪，有效轉化食物中的養分，還是參與身體能量、營養代謝過程重要的輔酶。長期缺乏會影響代謝功能的運作，引發神經病變、口角炎、惡性貧血等不適症狀，以及不容易減重成功。

❷ **維生素C**：據英國劍橋大學研究指出（年齡在45〜79歲之間），血中的維他命C濃度與體脂肪率成反比。也就是說血中維他命C濃度愈低者，體脂肪囤積愈多。另外，維他命C不足的人在運動時，脂肪燃燒分解量會減少30%。

❽ **魚油**：魚油富含omega-3脂肪酸（主要是EPA跟DHA），具有促進脂肪代謝與肌肉生長的功能，也有非常好的抗發炎效果，可改善因肥胖所造成的慢性發炎，同時也具有部分降低食慾的效果，甚至還能壓抑人體對糖的慾望。

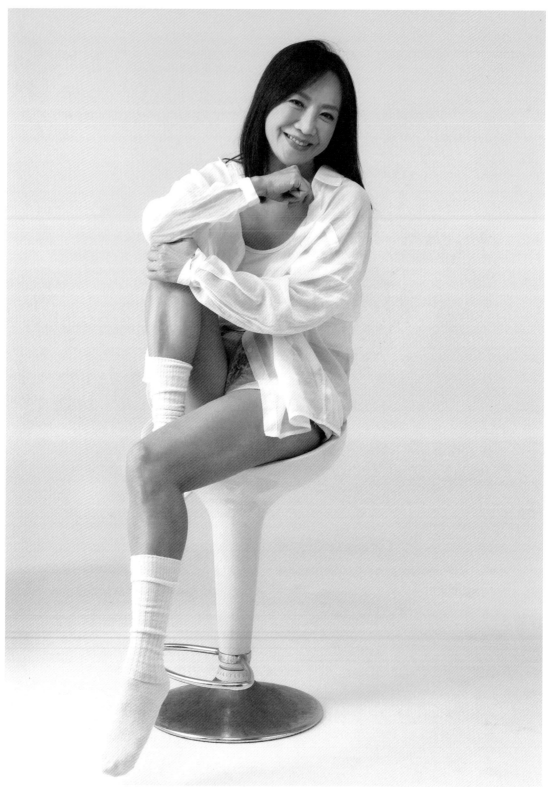

Maggie

瑪姬碎碎念

「如何突破停滯期？」
「為什麼我又復胖了？！」

減重三階段

減脂期　→　維持期　→　穩定期

減重分三個階段：「減脂期」因人而異，會花不同的時間減到自己滿意的體重體脂，接著進入「維持期」，將這個體重體脂維持超過3～6個月，就能安全的進入「穩定期」。

在瘦身的過程裡，會呈現階梯狀的下降趨勢，遇到停滯期是必然的，過程中你可能依然遵守所有的飲食計畫，但遇到平台期，還是令人有些沮喪。

請不要灰心，也千萬不要放棄，方向對了，路就不遠了，請重新檢視正在執行的六件事，有時候我們會覺得自己什麼都做了，但實際上還有蠻大的進步空間，需要想辦法突破和持續進行，找到專業的體重管理師協助也是很好的辦法喔。

請調整好心態，停滯期是瘦身過程的一部分，身心要平穩，才不會製造出更多壓力荷爾蒙，讓停滯期更久！

選擇怎樣的開始，就注定怎樣的結果

例如低熱量節食，也就是盡可能地少吃，這是一般人減重最常用的方法，若每日攝取總熱量低於基礎代謝率，短時間會瘦得很明顯，但可能會造成「溜溜球效應」，一段時間停滯後就很難再下降，導致體重不減反增。

就像你去爬山，在高山上迷路又下雪，躲進山上的小木屋等待救援，因為好冷、好冷，所以會把小木屋裡的小椅子拿來燒了取暖，但等了好久救難大隊還沒來（也就是食物還沒進來），只好再把小桌子燒了，於是身體以生存保命為第一要務，開

始降低基礎代謝率，減少熱量消耗，但身體鬧饑荒燒掉的小桌子、小椅子，就是水分和寶貴的肌肉，卻不是你想減掉的脂肪。

又或者有人用瘋狂運動的方法瘦身，就算沒有搭配飲食計畫也會瘦（短時間輸出的熱量多於進入的熱量當然會瘦），但若長期無法維持一定的運動量，又沒有進行飲食管理，復胖就是必然。

還有只單吃一種食物或者飲品減重，短時間可能會瘦，但有家庭、有社交生活，很難長期持續只吃單一食物，況且這種飲食方式也容易造成營養缺乏或不均衡，一旦恢復一般飲食，就非常容易快速復胖。

所有的瘦身方法都有效，要選哪一種呢？能幫你不只度過「減脂期」，接著能繼續使用這個方式無痛進入「維持期」到「穩定期」的，才是最好的選擇。

到底該怎麼做才好呢？

算出自己每日總熱量消耗（TDEE）是多少？用這些熱量吃到最多的營養。身體沒有多餘的熱量卻有足夠的營養，自然會健康地瘦下來。

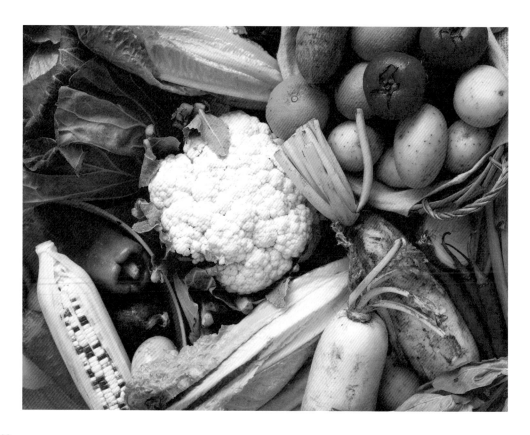

瑪姬碎碎念

「減脂期最常用到，
也容易取得的六大類食物」

每類食物所提供的營養素都不相同，對身體的運作各有功能，唯有均衡攝取才能維持身體機能代謝正常。

六大類食物包括：

- ✓ 豆魚蛋肉類
- ✓ 全穀雜糧類
- ✓ 蔬菜類
- ✓ 水果類
- ✓ 乳品類
- ✓ 油脂（堅果種子）類

1 豆魚蛋肉類

以低脂為首選，其次是中脂的食材。此類食物為蛋白質主要來源，建議盡量選擇脂肪含量較低的食物，優先順序最好是依照豆製品、魚類與海鮮、蛋，最後是肉類。

- **豆類**：毛豆、生豆皮、豆腐、豆乾、豆絲、豆漿。
- **海鮮**：蝦、魚、花枝、蛤蜊、牡蠣。
- **雞肉**：雞胸、雞里肌、雞腿。
- **豬肉**：大小里肌肉、前後腿瘦肉。
- **牛肉**：牛後腿、牛腱、板腱。

2 全穀雜糧類

全穀雜糧類首選「維持原態」的食物，而非加工過的食品。如糙米、黑米、燕麥、番薯、馬鈴薯、南瓜、芋頭、山藥、蓮藕、玉米、紅豆、綠豆。加工類澱粉的比例只占飲食比例1/2以下最好，如蕎麥麵、烏龍麵、義大利麵、越南春捲皮、墨西哥捲餅皮、米飯、吐司、饅頭等。

3 蔬菜類

首選當季節令的蔬菜類，除了價格合理，也不會因為長期冷藏或長途運輸，而流失養分和新鮮度。哪一種蔬菜最好呢？各式各色蔬菜都能均衡攝取最好。

- **深色葉菜類**：菠菜、青江菜、莧菜、空心菜。
- **淺色葉菜類**：大白菜、高麗菜。
- **根莖類**：胡蘿蔔、白蘿蔔。
- **花果類**：白花椰菜、青花椰菜、青椒、苦瓜、茄子。
- **菇蕈類**：蘑菇、草菇、金針菇、杏鮑菇。
- **芽菜類**：豌豆嬰、蘿蔔嬰、苜蓿芽、豆芽。

4 水果類

蘋果、小番茄、芭樂、香蕉、莓果類、柑橘類、百香果、奇異果、梨子等。水果裡含豐富的維生素礦物質，水果外皮也含有植化素、膳食纖維等，建議水果直接吃，可以更完整的攝取營養素和膳食纖維，打成汁容易破壞營養價值，GI值也會提高。

5 乳品類

低脂無糖為首選，如低脂鮮奶、希臘優格、無糖優酪乳，也可以選擇起司片、乳酪絲等。

6 油脂（堅果種子）類

油脂如橄欖油等食用油，堅果種子如花生、瓜子、葵瓜子、芝麻、腰果、杏仁、核桃等。堅果類等於油脂，是屬於好的油脂，但每日應酌量攝取，不能拿來當零食吃，容易造成肥胖。

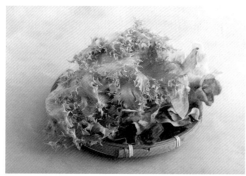

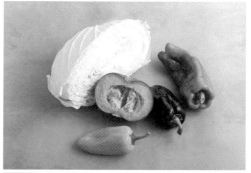

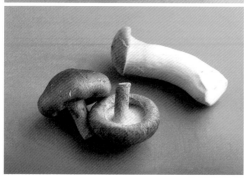

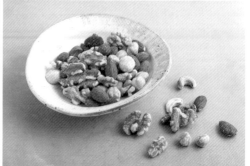

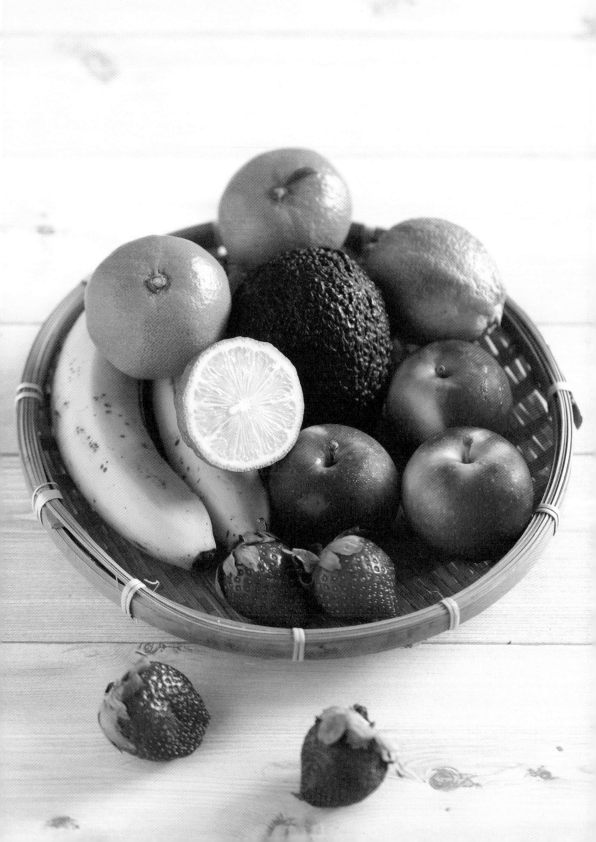

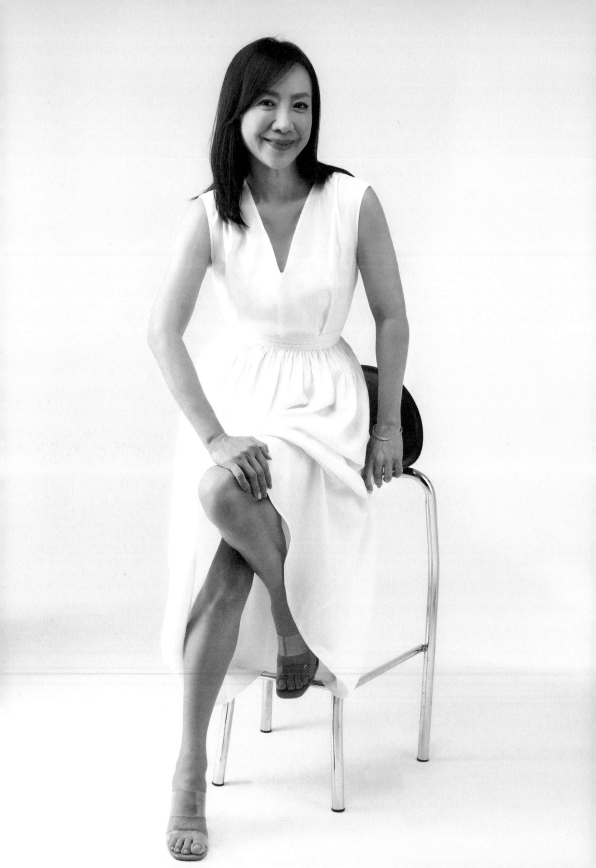

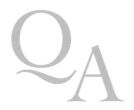

瑪姬小教室

減重，你該知道的事！

Q1：不同的全穀雜糧類，對血糖和飽足感的影響與差異？

A：30公克（半片）吐司與55公克的番薯，都是70大卡的熱量，吐司是精緻澱粉加工而成，較容易引起血糖震盪，且很快就有飢餓感，番薯則是原形食物，含有豐富的膳食纖維和抗性澱粉，血糖波動較小，也容易有飽足感。因此原形食物是較好的選擇。

Q2：同樣是豆魚蛋肉類，低脂和高脂的熱量差異？

A：重量都是40公克的肉品，低脂肪的牛腱有63大卡，高脂肪的牛腩則是120大卡，蛋白質相同，但熱量卻相差一倍。

Q3：雖然在減脂期，但脂肪的攝取也很重要，為什麼外食要選擇低脂肉品或少油？

A：減少攝取外食的不明油脂或動物性油脂，可以幫自己爭取吃到更多的好油，因為不管什麼油，1公克都是9大卡，不好的油只會囤積熱量影響健康，當然最好不碰，在每日必須的油脂分量內，盡量讓自己吃到好油。

Q4：減脂期可以吃水果嗎？

A：每份水果含碳水15公克，熱量60大卡，減脂期建議一天攝取不超過兩份，水果中富含許多維生素、礦物質和膳食纖維，是其他食物中沒有的，所以當然可以吃，均衡飲食很重要喔！另外酪梨、椰子果肉，油脂含量極高，被歸在油脂類，可別當成水果喔！

PS：不同的水果因為碳水含量不同，所以一份的重量也會不同，例如香蕉70公克、葡萄85公克、芭樂155公克，都算是一份水果。更多資訊可參考衛生福利部國民健康署的「食物代換表」。

Q5：減脂期喝牛奶好，還是喝豆漿好？

A：以下是240ml的豆漿和鮮奶所含的熱量與營養成分：

- 鮮奶：熱量150大卡／蛋白質8公克／脂肪8公克／醣類12公克。
- 無糖豆漿：熱量70大卡／蛋白質9公克／脂肪3.7公克／醣類4公克。

以熱量來說，無糖豆漿是首選，但牛奶中有更高的鈣質，是豆漿無法取代的，在沒有額外補充鈣質的狀況下，建議一天至少補充一杯以上的低脂乳品。

Q6：不吃澱粉會瘦的比較快嗎？

A：減重是要戒「糖」不是「醣」，「糖」是空熱量沒有營養價值，只要是外加在食物的糖分，在減脂期都盡量減少攝取。而「醣」是身體最主要的燃料來源，長期不吃優質碳水，會精神不濟、營養和膳食纖維缺乏，也會影響代謝和造成減重停滯，所以不可以不吃。

Q7：澱粉類怎麼選？

A：「精緻澱粉」如白飯、白麵、吐司、麵包不是不能吃，而是不要每天每餐都吃，至少一半以上換成根莖類的優質澱粉，如糙米、五穀飯、番薯、南瓜、山藥、玉米等。「加工再加油的澱粉」其油脂含量高、熱量高，但營養價值低，就真的必須要盡量減少吃的次數，如早餐店的蛋餅、粽子、油飯、鍋貼水餃、炒飯、炒麵、燒餅、水煎包、蘿蔔糕等等。

Q8：還沒到下一餐肚子就餓了，怎麼辦？

A：先問問自己到底是嘴饞還是肚子餓？三餐有沒有吃足、吃夠食物分量，正餐吃不足量，肚子會餓很正常，如果確定三餐吃足量，那就不用擔心，應該不是生理的問題，只是心理餓。建議喝一些水或做一些事情轉移注意力。真的忍受不了，就吃一些蔬果或低脂蛋白質，但整天的食物總量不能超過自己的需求量喔！

Q9：偶爾想吃零食可以吃什麼？

A：可以吃一些堅果，大約七、八顆的堅果就是一份油脂，所以請慢慢咀嚼，解解饞，除非當天的油脂不足，不

然不能吃太多喔！也可以吃些加水果碎或新鮮藍莓、草莓的無糖優格。吃一小塊85%以上的巧克力（約10公克左右），也是不錯的選擇。

Q10：遇到聚餐該怎麼吃比較好？

A：計算好自己一天的食物總量，再做另外兩餐的調整分配，但不建議另外兩餐都不吃，只吃聚餐那一餐，因為餓過頭容易暴食，很難控制食物量。進餐順序也要留意，依序是水、蛋白質、蔬

菜、澱粉。

Q11：如果真的不覺得餓，還是需要吃掉每日必須攝取的食物分量嗎？

A：這種狀況通常會發生在已經進行過一段時間「低熱量節食減重」的人，突然轉換成吃足「每日必須攝取熱量」的方式，在第一個星期的每一餐都會有，量很多、吃不下的感覺，建議用循序漸進的方式，慢慢增加到該吃足的

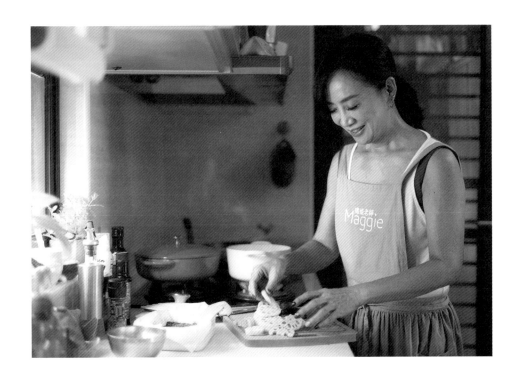

食物量，而不是繼續少吃，讓熱量低於基礎代謝，這樣瘦得太短暫，很快就卡住，會有漫長的停滯期，而且有損健康。

Q12：可以每一餐都使用蛋白粉或纖維粉來代替蛋白質和蔬菜的攝取嗎？

A：目前外食人口佔了70%，加上現代人工作忙碌，很多時候沒辦法每餐都吃到足量的蛋白質或膳食纖維，市售有些產品可以代替，但不建議三餐都使用代餐，原形食物中有不可或缺的營養素和膳食纖維，是代餐無法取代的，所以建議最多只取代三餐的其中一餐。

Q13：食物的GI值很重要嗎？為什麼盡量不要喝果汁、吃稀飯？

A：糙米是很不錯的低GI澱粉，但把它變成粥GI值就升高囉！就像鮮黃色的香蕉GI值偏低，但熟透微軟的香蕉GI值就高，蘋果、奇異果、木瓜等水果，一旦打成果汁，GI值就直接升高了！

那要怎麼分辨呢？含碳水的食物們，如果讓它們的形態變得軟爛，GI值就會提高。例如糙米的升糖指數是68，去糠後的白米升糖指數就升高到73；煮成稀飯，升糖指數變成78；如果把米磨成米漿，升糖指數更可高達90左右。

高GI食物會讓血糖急遽上升，這時胰臟就必須分泌大量胰島素以幫助血糖調節；而胰島素具有促進脂肪合成、抑制脂肪分解的特性，讓進入體內的高GI食物轉成脂肪，且不易排出體外，因此就容易囤積脂肪而發胖了。反之，若是低GI飲食，則血糖會緩慢上升，如此身體所攝取的熱量，可以緩慢、持續地被身體吸收，不會讓脂肪囤積在身體各處，自然不易發胖。

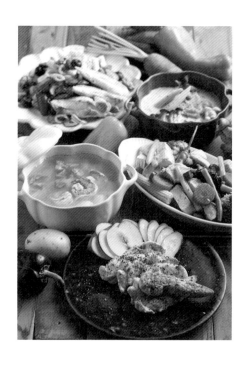

瑪姬小教室

體重管理
實戰案例分享

案例 Ⓐ 林小姐（52歲）

157公分｜60公斤｜體脂33%

12週減 **7** 公斤 ➡ 體脂降到28%

「更年期、經常吃麵包、愛吃甜食、不喜歡運動流汗」，林小姐這兩年面臨更年期症候群，睡眠、情緒都有很明顯的變化，體重也增加了8公斤，於是決心開始減重。前七天，感覺每餐都沒吃飽，還沒到下一餐就餓了，第二週開始，飢餓感慢慢消失，能在正常的食物量裡覺得滿足，也不會想吃零食或甜點了。

Piont 個案重點：

女性在邁入更年期後，荷爾蒙發生改變，會讓體內脂肪傾向合成，提高基礎代謝率的肌肉也會大幅下降；更可怕的是，脂肪會重新分配，原本大腿內側、屁股等地方的贅肉，會轉移到腹部等內臟堆積，造成更年期後婦女們罹患代謝症候群的機率大大增加。加上過去的食物每日總熱量太高，所以在做飲食控制之後，初期會覺得肚子餓，不是因為現在吃太少，而是過去吃太多，而且林小姐過去偏愛吃高熱量精緻澱粉，很容易影響血糖波動，短時間就會感到飢餓，餓了就再選擇精緻澱粉，長期循環下來，會感覺自己吃的不多，但體重卻增加迅速。

飲食調整之後，以粗糧澱粉取代精緻澱粉，完整補充足夠的蛋白質和膳食纖維，第二週不適應感消失，三餐規律進食，身體有滿足和飽足感，不會在餐與餐之間想要吃零食，體重體脂也開始往下掉。

案例 Ⓑ 陳小姐（41歲）

162公分｜62公斤｜體脂32%

12週減 **6** 公斤 ➡ 體脂降到28%

陳小姐是公司的業務主管，在過去5

年內曾經進行過兩次以上的節食減重，每次都可以瘦下3～5公斤，但維持不到半年就復胖，目前的飲食仍然是少吃，而且不吃澱粉，但並沒有降低體重、體脂，反而明顯感覺掉髮數量增加、月經失調、體力精神都不好。

Piont 個案重點：

長期熱量不足，低於基礎代謝率，身體為了自我生存，開啟保護機制，自動降低基礎代謝以維生，因此代謝變慢，造成減重停滯。其實這樣的方法，減到的不是體脂而是肌肉，再加上長時間營養不足，造成掉頭髮、月經失調、精神體力不濟等問題。

剛開始的第一週飲食管理，勉強把該吃的食物分量吃完，每餐都覺得很飽。第一週結束，體重沒有掉，但也沒有增加，她覺得非常神奇，為什麼吃了這麼多食物，體重竟然沒有增加。以前很害怕多吃一口就會胖，所以一直抑制食欲不敢多吃，長久下來，根本吃不到每天的基礎代謝率，這就是典型的吃很少還不會瘦，最後陷入連喝水都會胖的恐慌。在飲食調整和營養補充後，第二週開始體脂和體重逐漸下降。

案例 Ⓒ 郭小姐（36歲）

167公分｜98公斤｜體脂38%

12週減 **9.5** 公斤 ➡ 體脂降到33%

郭小姐是專職在家帶孩子的三寶媽，本來就不是瘦子的她，生完三個小孩後，體重直接再增加25公斤，曾經在兩年前吃代餐減重，瘦了10公斤，停下代餐三個月就恢復原來體重。目前有便秘的習慣，平常沒有特別控制飲食，只喝調味飲料或牛奶，不愛喝沒有味道的水。

Piont 個案重點：

進行飲食調整的第一週，最不能適應的是每天要喝將近4000cc的水，每次喝完水都急著要上廁所，其實喝水是可以訓練的，經過「分次、少量、慢慢喝」的調整，身體細胞有時間吸收水分，就不會有一直跑廁所的困擾。不愛白開水怎麼辦呢？可以在水裡加一點檸檬片或薄荷葉！均衡飲食提供足夠的膳食纖維，加上每日正常的飲水，把困擾已久的便秘也解決了。過去經常把牛奶當水

喝，導致熱量過高，依國民健康署每日乳品建議攝取量，以不超過兩杯最好，郭小姐也主動改成低脂鮮奶，降低脂肪含量和熱量。

案例 Ⓓ 高小姐（29歲）

155公分｜52公斤｜體脂29%

八週減 **5** 公斤 ➡ 體脂降到25%

高小姐是國中升學班的導師，自覺工作壓力大，明年準備結婚，想再瘦一點拍婚紗比較好看，飲食偏好炒飯、炒麵等澱粉類，愛吃水果，每天都會喝果汁，沒有運動習慣。

Piont 個案重點：

將主食澱粉改為粗糧根莖類澱粉，增加飽足感，減少炒飯、炒麵等高熱量料理，控制每日水果分量在2份以內，避免攝取過多果糖和熱量，而且盡量不喝果汁，因為水果打成汁後GI值會提高，影響血糖。星期一到五放學後，在學校操場慢跑30分鐘，增加身體活動量，也

紓解工作上的壓力。

案例 Ⓔ 王小姐（31歲）

158公分｜58公斤｜體脂31%

八週減 **6** 公斤 ➡ 體脂降到26%

王小姐是在醫院工作的護理師，經常要輪班，輪到大夜班時，通常到早上才下班，飲食和睡眠時間一個月會變換一次，經常睡不好，也覺得很疲累，三餐飲食都是外食，有時候一天吃兩餐，有時候一天吃四餐，最常吃醫院附近的自助餐或麵攤。

Piont 個案重點：

不管輪早班或晚班，從起床後到睡覺前4小時內，安排三次規律的餐食和分量，避免經常過餐沒吃或睡前暴食，自助餐的料理多數是高油或油炸食物，建議減少外食，至少一餐自己簡單準備，可以減少攝取過多的熱量及不好的油脂，如果一定要選擇自助餐，可以把蔬菜的油脂用熱水過一下、肉品不選油炸類。

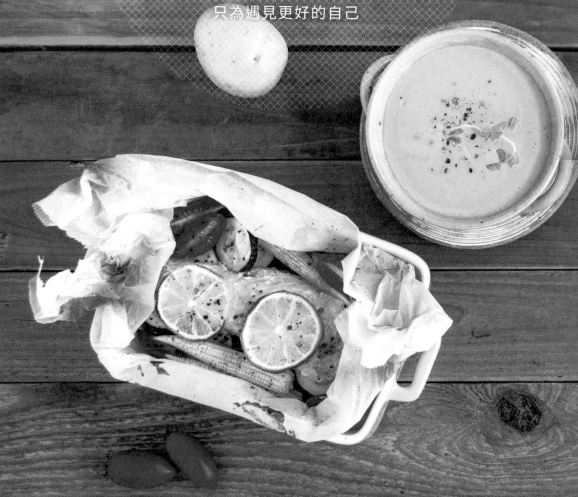

Chapter

{ *2* }

吃飽飽減重食譜

改變不為別人
只為遇見更好的自己

減肥不是這個不能吃、那個也不能吃
只要吃對食物，這個能吃、那個也能吃

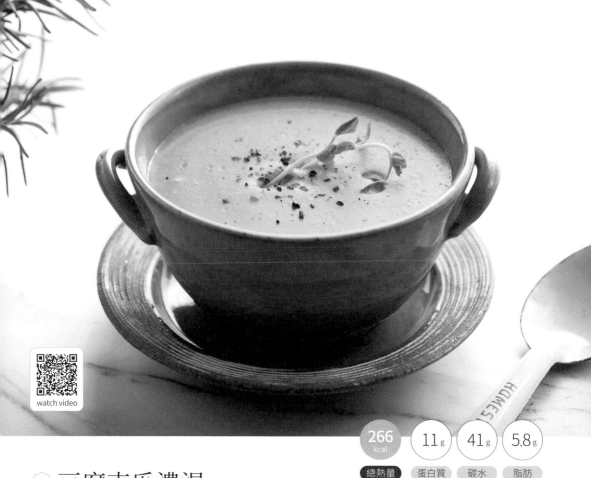

watch video

266 kcal	11 g	41 g	5.8 g
總熱量	蛋白質	碳水	脂肪

豆腐南瓜濃湯

材料

南瓜 … 200公克
嫩豆腐 … 50公克
牛奶 … 120毫升

調味料

鹽 … ¼ 小匙
起司粉 … 適量
黑胡椒 … 少許

作法

1 南瓜蒸熟、去皮,與嫩豆腐、牛奶一起放入食物調理機或果汁機中,攪打均勻。

2 將作法①倒入小鍋中,以小火加熱至微滾,關火。

3 起鍋前加鹽調味。

4 盛入碗中,撒上一些起司粉或黑胡椒更添風味。

喇喇欸～倒進去就好,
完全沒有技術含量啊!

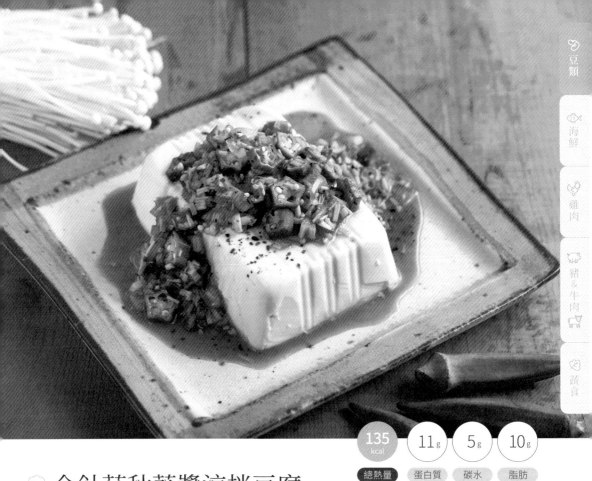

135 kcal	11g	5g	10g
總熱量	蛋白質	碳水	脂肪

金針菇秋葵醬涼拌豆腐

材料

嫩豆腐 … 300公克
金針菇 … 70公克
秋葵 … 30公克
洋蔥末 … 15公克

調味料

昆布醬油 … 1大匙
麻油 … 1小匙
味醂 … 1小匙

作法

1　金針菇去除根部，切成三等份。秋葵切掉粗硬的蒂頭後切丁。

2　將所有調味料和作法①的金針菇、秋葵倒入鍋中煮熟（約3分鐘），放涼。

3　將嫩豆腐放入盤中，加上適量作法②，完成。

方向對了，
路就不會太遠！

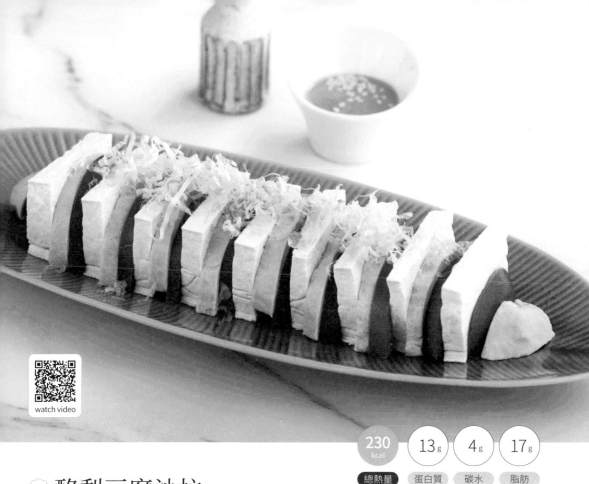

230 kcal 總熱量

13 g 蛋白質

4 g 碳水

17 g 脂肪

酪梨豆腐沙拉

材料

鹽滷豆腐 … 150公克
酪梨 … 80公克
大番茄 … 半顆
柴魚片 … 少許

調味料

低卡胡麻醬 … 10公克

作法

1　鹽滷豆腐切成9片。酪梨、大番茄各切成9片。昆布醬油、味醂加1小匙開水（分量外）調勻醬汁。

2　在豆腐的間隔處，插入酪梨片和番茄片。

3　將作法①的醬汁淋在作法②上。

4　撒上些許柴魚片，完成。

 「百搭」不是指衣服，是指好身材！

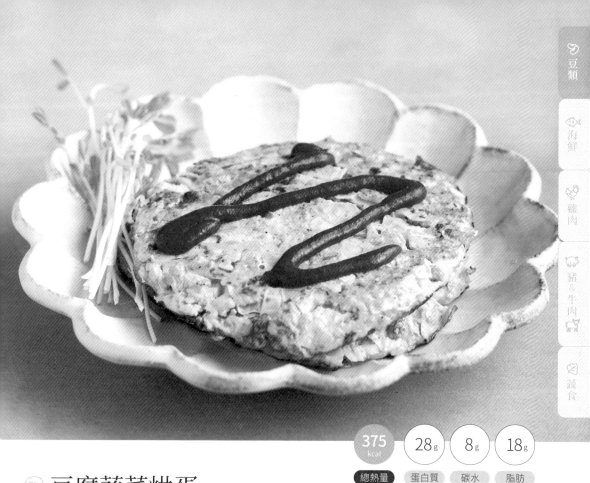

375 kcal	28g	8g	18g
總熱量	蛋白質	碳水	脂肪

豆腐蔬菜烘蛋

材料

雞蛋 … 2顆
板豆腐 … 150公克
高麗菜 … 80公克
金針菇 … 80公克
橄欖油 … 5毫升

調味料

蒜香黑胡椒鹽 … 適量
番茄醬 … 少許

作法

1 板豆腐以重物壓10分鐘，瀝除水分。高麗菜切絲。金針菇去除根部，切小段。

2 板豆腐放入調理盆中，壓碎，加入2顆雞蛋，攪拌均勻。

3 再放入高麗絲、金針菇，撒上蒜香黑胡椒鹽調味，拌均。

4 平底鍋中加入橄欖油，將作法③緩緩倒入鍋中，將兩面煎熟，淋上些許番茄醬，完成。

這個不吃、那個也不吃，
都營養不良了還減什麼肥！

45

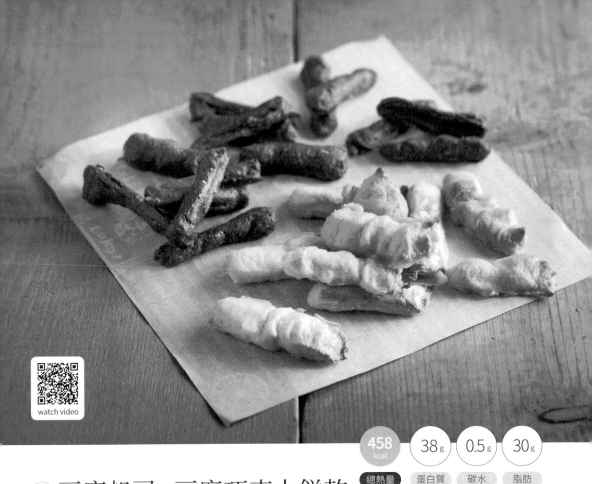

458 kcal	38 g	0.5 g	30 g
總熱量	蛋白質	碳水	脂肪

豆腐起司&豆腐巧克力餅乾

材料

板豆腐 … 300公克
起司粉 … 20公克
無糖可可粉 … 20公克

調味料

鹽 … ¼ 小匙
羅漢果糖 … 適量

作法

1　在板豆腐上壓重物10分鐘，讓豆腐出水，擦乾。

2　將豆腐放入食物調理機或果汁機中，攪打成泥狀。

3　將作法②的豆腐泥平均分成兩份，裝入乾淨塑膠袋後，一袋加入起司粉和鹽巴，一袋加入無糖可可粉和少許羅漢果糖調味，搓揉均勻。

4　準備一張烘焙紙，在作法③的塑膠袋一角剪個小洞，擠出調味好的豆腐起司泥及豆腐巧克力泥，放進氣炸鍋或烤箱，烤乾即可。

memo

烤箱或氣炸鍋的加熱時間會因不同品牌、容量大小，以及功率而不同，建議邊烤邊觀察。擠出來的餅乾厚薄及大小也會影響烘烤時間喔。

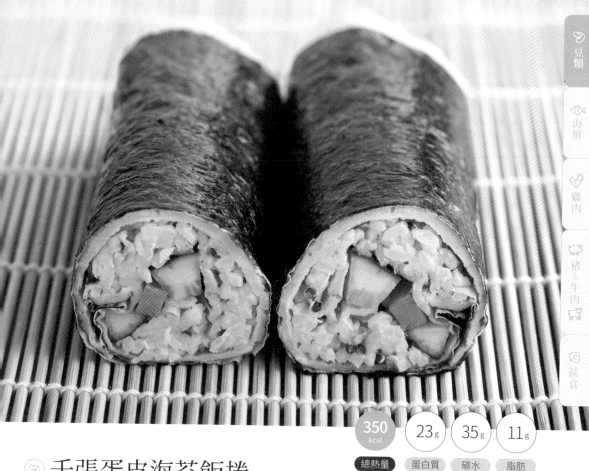

350 kcal	23g	35g	11g
總熱量	蛋白質	碳水	脂肪

千張蛋皮海苔飯捲

材料

千張 … 1張
紅藜麥糙米白飯
… 60公克（隔夜冷飯）
小黃瓜 … 半條
紅蘿蔔（與小黃瓜相同分量）
雞蛋 … 2顆
飯捲專用無調味海苔片

調味料

鹽 … ¼ 小匙
橄欖油 … 適量
（噴油瓶按一下約2毫升）
鰹魚粉 … 少許
白胡椒粉 … 少許
海苔香鬆 … 適量

作法

1 小黃瓜、紅蘿蔔切成長條狀。

2 將蛋打入調理盆中，再加入鹽、白胡椒粉、鰹魚粉調味，攪拌均勻。

3 鍋中倒入橄欖油，倒入作法②，煎成薄蛋皮，放涼備用。

4 海苔片攤開，鋪上千張，再放上作法③的蛋皮，接著鋪上薄薄的糙米飯，再放上作法①的小黃瓜、紅蘿蔔。

5 撒上些許海苔香鬆，捲起來，完成。

這麼簡單，連隔壁家五歲小孩都會，趕快動手做吧！

47

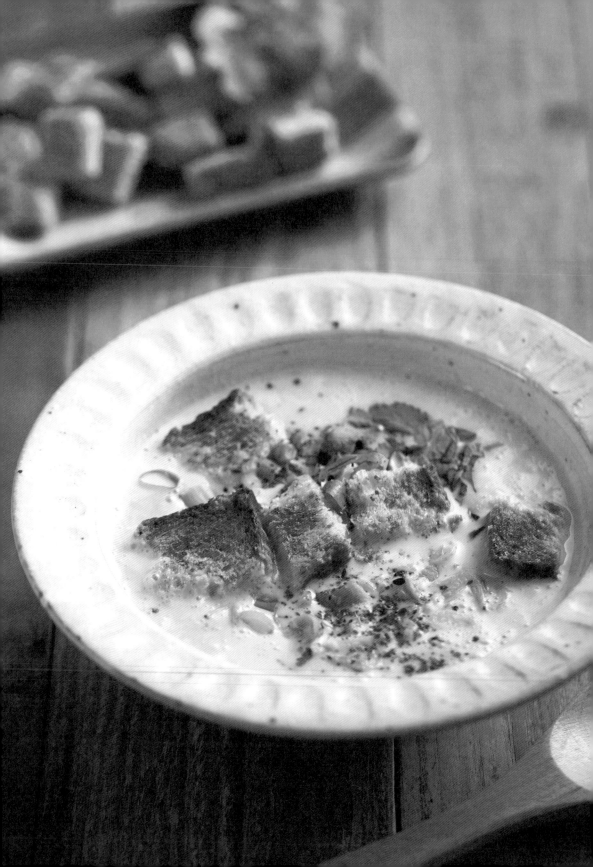

鹹豆漿加蛋

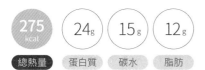

改變不為別人，
只為遇見更好的自己！

275 kcal	24g	15g	12g
總熱量	蛋白質	碳水	脂肪

材料

無糖豆漿 … 300cc
常溫雞蛋 … 1顆
全麥吐司 … 半片
蘿蔔乾（菜脯）… 15公克
蝦皮 … 10公克
蒜末 … 1瓣
蔥花或香菜 … 適量

調味料

米醋 … 1大匙
醬油 … ½小匙
白芝麻油 … 適量
辣椒粉或油 … 少許
鹽 … ¼ 小匙
白胡椒粉 … 少許

作法

1　蘿蔔乾泡熱水30分鐘後切小丁。全麥吐司烤至金黃酥脆後切小塊。

2　將蘿蔔乾與蝦皮、蒜末一起放入熱鍋翻炒一下，炒乾並發出香味後，取出，備用。

3　將雞蛋打入大碗中，打散，再加入作法②及所有的調味料。

4　無糖豆漿加熱至冒小泡泡，關火，把豆漿倒入作法③的大碗中。

5　放上全麥吐司塊，撒上蔥花或香菜就完成了。

watch video

memo

・一般的鹹豆漿會放油條和辣椒油，但油條熱量太高不適合減脂期食用。
・將辣椒油換成辣椒粉口感也很不錯喔。

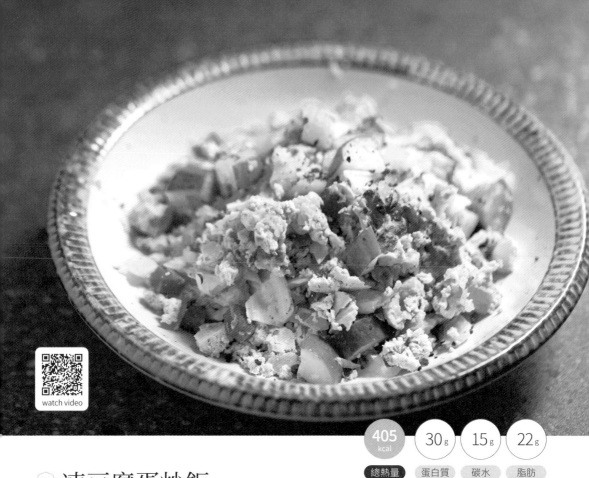

405 kcal 總熱量　30 g 蛋白質　15 g 碳水　22 g 脂肪

🐷 凍豆腐蛋炒飯

材料

板豆腐 … 150公克
雞蛋 … 2顆
洋蔥 … ¼顆
高麗菜 … 100公克
小黃瓜 … 100公克
紅蘿蔔 … 適量

調味料

鹽 … ½小匙
橄欖油 … 5毫升
白胡椒粉 … 適量
鰹魚粉 … 適量

作法

1　板豆腐放入冷凍一晚,即是可安心食用的無添加凍豆腐。所有蔬菜切成小丁狀。

2　拿出作法①的凍豆腐,退冰後捏乾、捏碎。

3　鍋中放入橄欖油,炒香洋蔥、紅蘿蔔,再放入雞蛋炒熟。

4　再加入高麗菜、小黃瓜與凍豆腐碎,蔬菜炒熟後,撒上鹽、白胡椒粉及鰹魚粉,拌勻,試一下味道就完成了。

 那個想減重,
問題很多又懶得做的……給我過來!

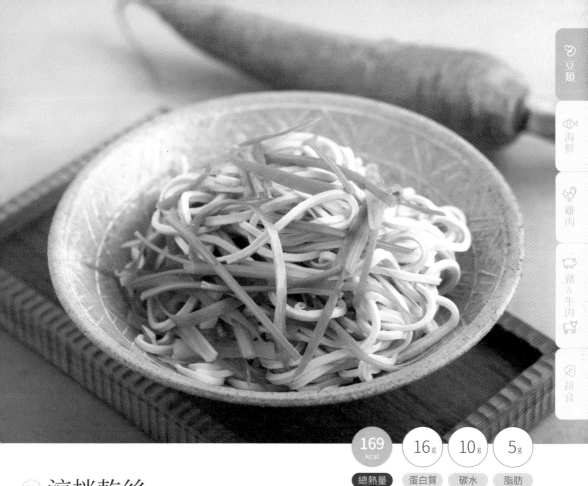

169 kcal	16g	10g	5g
總熱量	蛋白質	碳水	脂肪

涼拌乾絲

材料

豆乾絲 … 200公克
紅蘿蔔 … 30公克
芹菜 … 3根

調味料

鹽 … ½小匙
味醂 … 適量
白芝麻油 … 適量
白胡椒粉 … 少許

作法

1　芹菜摘除葉子，切段、紅蘿蔔去皮、切絲。

2　豆乾絲放入熱水中汆燙1分30秒，撈起。再加入芹菜、紅蘿蔔絲，汆燙1分30秒，撈起。

3　將汆燙後的作法②全部放入冰水中冰鎮，瀝乾，放入大調理盆。

4　在作法③中加入所有調味料，攪拌均勻試味道，完成。

memo

如果不喜歡芹菜，也可以換成小黃瓜絲喔！

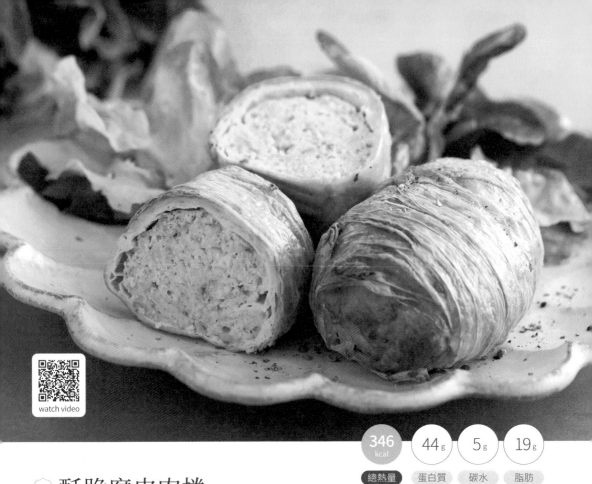

346 kcal	44 g	5 g	19 g
總熱量	蛋白質	碳水	脂肪

⊘ 酥脆腐皮肉捲

材料

生豆包 … 1個
雞胸肉 … 100公克
蝦仁 … 100公克

調味料

鹽 … ½小匙
鰹魚粉 … 適量
米酒 … 少許
白胡椒粉 … 少許
生菜 … 數片

作法

1　雞胸肉剁碎，蝦仁去腸泥、剁碎，放入調理盆中，加入所有調味料，攪拌均勻。

2　把生豆包攤開到最薄，變成豆皮（約可包兩個肉捲）。

3　將作法①的肉泥放到作法②的豆皮上，捲起來。

4　將作法③放進氣炸鍋，以200度氣炸15分鐘，翻面再氣炸10分鐘，盛盤，佐上生菜，完成。

memo

· 沒有氣炸鍋也可以用平底鍋煎熟。
· 可搭配一些生菜一起吃，增加膳食纖維。

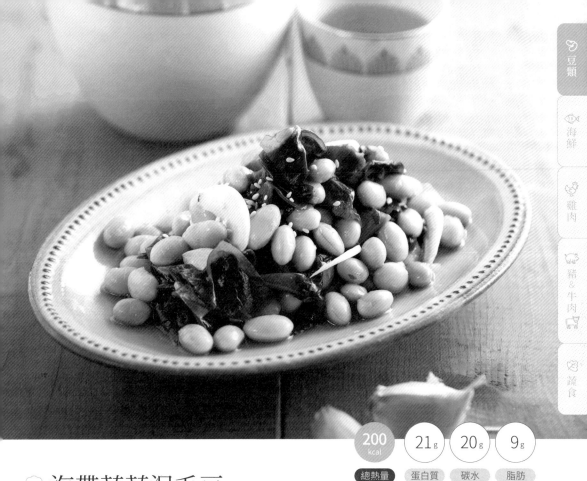

200 kcal	21 g	20 g	9 g
總熱量	蛋白質	碳水	脂肪

海帶芽蒜泥毛豆

材料

冷凍毛豆仁（熟）
… 150公克
海帶芽（泡水後瀝乾）
… 100公克
蒜頭 … 2瓣

調味料

昆布醬油 … 1大匙
白芝麻油 … 1小匙
鰹魚粉 … 少許
白芝麻 … 少許

作法

1　海帶芽以熱水泡開，瀝乾，放涼備用。蒜頭切末及切片。

2　冷凍毛豆仁以滾水汆燙1分鐘，撈起。

3　在調理盆中放入毛豆仁、海帶芽，再加上蒜末、蒜片以及所有調味料，攪拌均勻即完成。

memo

生的毛豆仁需要滾水煮5分鐘，如果想節省時間，建議買市售冷凍熟毛豆仁即可。

53

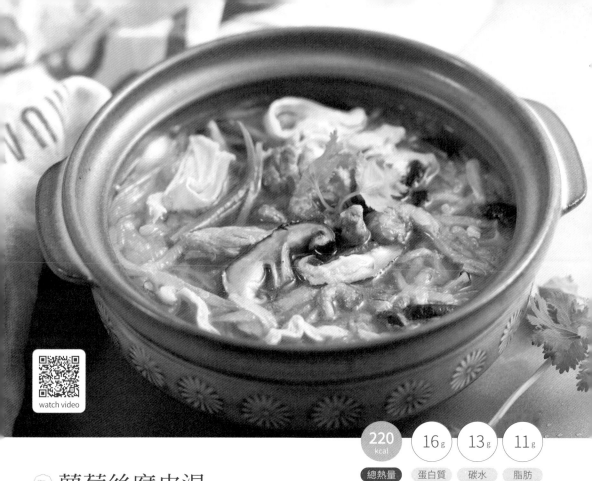

watch video

220 kcal	16g	13g	11g
總熱量	蛋白質	碳水	脂肪

🍲 蘿蔔絲腐皮湯

材料

生豆包 … 1個
白蘿蔔 … 200公克
瘦肉絲 … 30公克
蝦米 … 15公克
乾香菇 … 2～3朵
黑木耳 … 30公克
蒜頭 … 2～3瓣

調味料

鹽 … ⅓小匙
橄欖油 … 5毫升
鰹魚粉 … 少許
白胡椒粉 … 少許
白芝麻油 … 少許

作法

1　蒜頭切末。乾香菇用水泡軟後切絲。白蘿蔔去皮、刨絲。黑木耳、豆包切絲。

2　鍋中放入橄欖油，加入蒜頭、香菇、蝦米、瘦肉絲，炒香。

3　再放入白蘿蔔絲、黑木耳絲、豆包絲拌抄3分鐘。

4　在作法③的鍋中加入200cc的水，加入鹽、白胡椒和鰹魚粉調味，蓋上鍋蓋，以小火燜煮10分鐘。開蓋，淋上芝麻油，完成。

 用最少的熱量，吃到最多的營養！

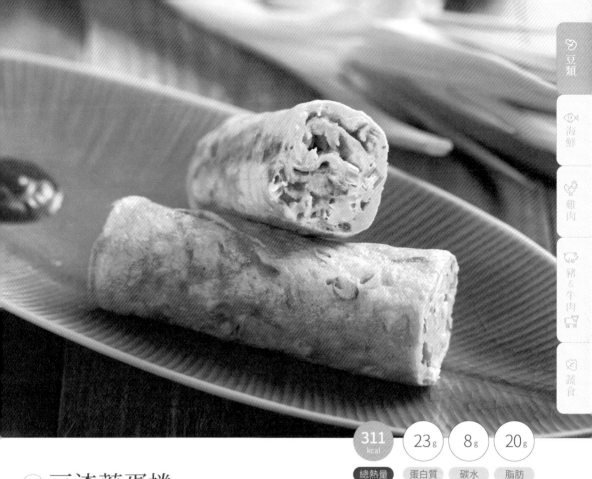

311 kcal	23 g	8 g	20 g
總熱量	蛋白質	碳水	脂肪

豆渣蔥蛋捲

材料

雞蛋 … 3顆

蔥花 … 100公克

豆渣粉 … 5公克

橄欖油 … 5毫升

調味料

鹽 … ¼ 小匙

鰹魚粉 … 少許

白胡椒粉 … 少許

作法

1　將3顆蛋打入調理盆，再加入豆渣粉、蔥花以及所有調味料，一起攪拌均勻。

2　在鍋中倒入橄欖油，放入作法①的蛋液，將兩面煎熟後捲起即完成。

memo

豆渣粉可提供非水溶性膳食纖維，有助維持消化道健康與穩定。

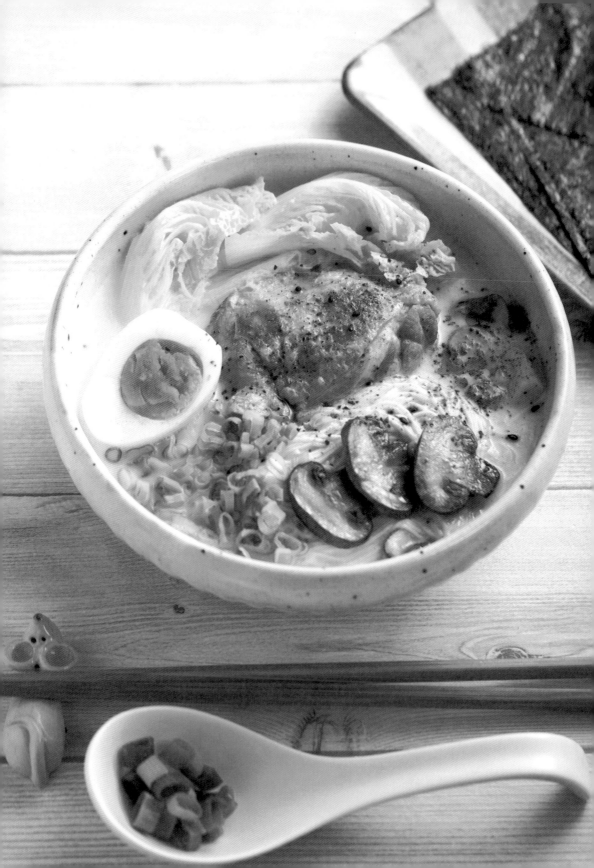

豆漿豆腐麵

 不要一直想著有多難，
試試看並沒有損失啊！

445 kcal	41 g	16 g	21 g
總熱量	蛋白質	碳水	脂肪

材料

無糖豆漿 … 150cc
去骨雞腿 … 120公克
常溫雞蛋 … 1顆
豆腐麵 … 120公克
娃娃菜 … 100公克
蘑菇 … 60公克
白芝麻 … 少許
蔥末 … 少許
蒜泥 … 20公克
海苔片 … 2片

調味料

鹽 … ½小匙
鰹魚粉 … 適量
七味粉 … 少許

watch video

作法

1 蘑菇切片。娃娃菜切小段。

（製作溏心蛋）

2 將常溫雞蛋放入100度的滾水中，計時6分鐘後取出，放入冰水中冰鎮。

（煎雞腿排）

3 雞皮面朝下放入平底鍋，煎出油脂後翻面，兩面輪流煎，約八分熟後取出，切小塊備用。

4 保留鍋底的雞油，放入蘑菇炒香，再加入100cc的水，水滾後放入娃娃菜和作法③的雞腿肉。

5 蓋上鍋蓋，悶煮3分鐘，起鍋前加入豆腐麵、豆漿和蒜泥，以鹽、鰹魚粉調味。

6 將作法⑤盛入碗中，放上切開的溏心蛋，撒些白芝麻，可依各人喜愛添加蔥末、海苔片或七味粉。

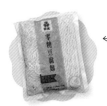

buy it!
零糖豆腐麵
記得將麵條換成豆腐麵喔！

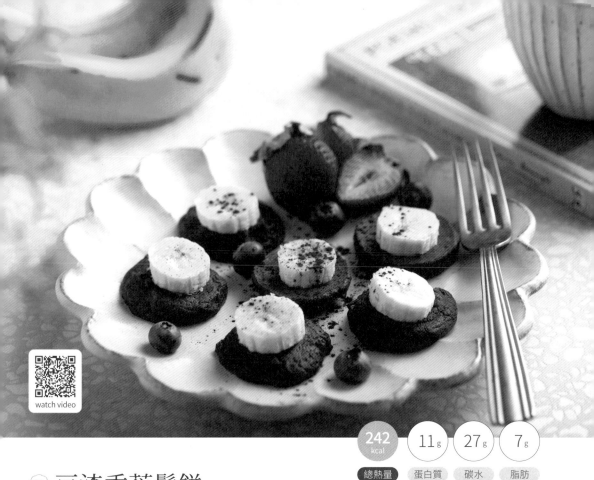

242 kcal	11 g	27 g	7 g
總熱量	蛋白質	碳水	脂肪

豆渣香蕉鬆餅

材料

成熟香蕉 … 2小根（約150公克）

雞蛋 … 1顆

豆渣粉 … 10公克

無糖可可粉 … 5 公克

memo

沒有豆渣粉也可用燕麥片代替。但這兩者的營養成分是不一樣的喔！豆渣粉（100公克）熱量335大卡，含27.7g粗蛋白，42.6g膳食纖維，50.7g的碳水化合物。燕麥（100公克）熱量406大卡，含10.9g粗蛋白，8.5g膳食纖維，67.4g的碳水化合物。

作法

1 香蕉去皮，50公克切片備用，100公克與雞蛋、豆渣粉一起放入調理機攪拌（如果沒有調理機，也可以放入乾淨的塑膠袋以手揉捏）。

2 將作法①混合好的麵糊用湯匙舀入不沾鍋，以小火慢煎至稍微起泡，再翻面煎。

3 將煎好的作法②盛盤，在香蕉鬆餅上擺作法①的香蕉片，再撒些可可粉即完成。

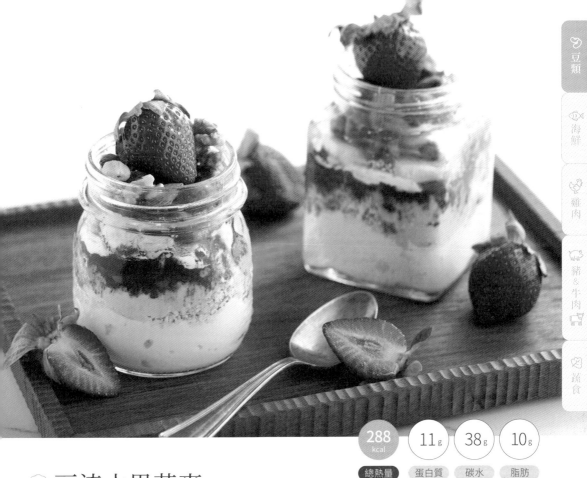

288 kcal	11 g	38 g	10 g
總熱量	蛋白質	碳水	脂肪

豆渣水果燕麥

材料

燕麥 … 15公克
香蕉 … 30公克
藍莓或草莓 … 30公克
無糖優格 … 150公克
豆渣粉 … 10公克
可可粉 … 5公克
堅果 … 5顆

調味料

蜂蜜 … 少許
(可不加)

作法

1. 香蕉切片。

2. 準備乾淨的玻璃罐。先放入1/2的無糖優格，再放燕麥、豆渣粉，再疊上1/2的無糖優格，接著放可可粉、香蕉片、藍莓或草莓。

3. 蓋上瓶蓋，放入冷藏。冷藏可保存2到3天。

4. 開蓋後，放入少許堅果，再淋上蜂蜜（不加更好）。

 只有想不到……沒有做不到！

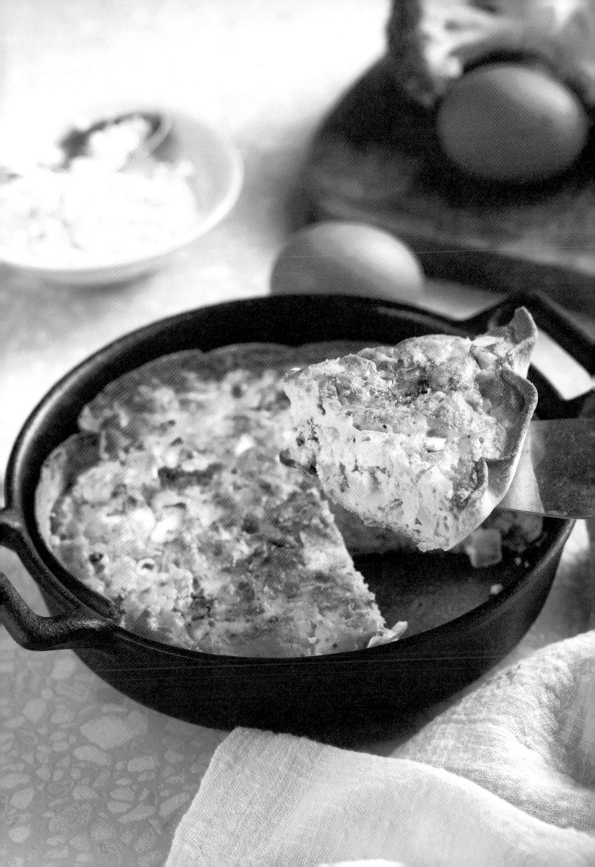

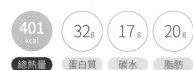
豆渣鹹派

認真面對減重，
你就會想明天午餐該吃什麼？

401 kcal	32g	17g	20g
總熱量	蛋白質	碳水	脂肪

材料

雞蛋 … 2顆

墨西哥捲餅皮（八吋）… 1張

豆渣粉 … 10公克

嫩豆腐 … 140公克

起司粉 … 15公克

洋蔥 … ¼ 顆

綠花椰菜 … 60公克

紅蘿蔔丁 … 少許

調味料

蒜香黑胡椒鹽 … ⅔小匙

烤模

六吋圓形烤盤或鑄鐵烤盤

watch video

作法

1. 洋蔥切絲。綠花椰菜切分成小朵。

2. 豆腐放入調理盆，以湯匙將豆腐壓碎，加入2顆蛋、豆渣粉、蒜香黑胡椒鹽以及起司粉10公克，攪拌均勻。

3. 將八吋墨西哥捲餅皮放在六吋烤盤中，將攪拌好的作法②倒入餅皮中（放下餡料會形成一個烤盤狀）。

4. 再放上洋蔥、綠花椰菜、紅蘿蔔丁，撒上起司粉5公克。

5. 將作法④連同烤盤一起放入氣炸鍋，以200度氣炸20分鐘，完成。

{ memo }

如果沒有烤盤，用市售一次性錫箔烤盤也可以。

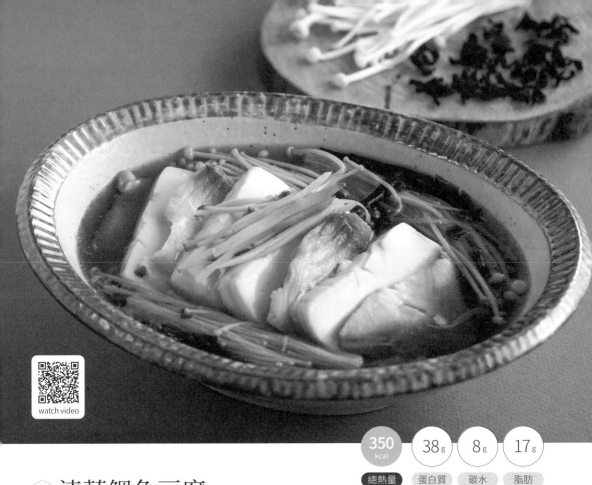

350 kcal	38 g	8 g	17 g
總熱量	蛋白質	碳水	脂肪

清蒸鯛魚豆腐

材料

鯛魚排 … 150公克

嫩豆腐 … 150公克

金針菇 … 150公克

海帶芽 … 少許

薑絲 … 少許

調味料

昆布醬油 … 1大匙

鰹魚粉 … 少許

作法

1　鯛魚排斜切成片狀，約切8～10片。取出豆腐，切成跟魚片差不多大小和厚度。金針菇去除根部。

2　準備一個大碗公或可以放進電鍋的深盤，以金針菇鋪底，加上一些海帶芽和薑絲，接著放一片豆腐一片鯛魚，互相交疊排列，鋪滿整個容器。

3　再加入100cc的水、昆布醬油和鰹魚粉。

4　將作法③放進電鍋，外鍋加1杯水，蒸15～20分鐘，蒸熟就完成了。

 接下來90天吃的食物，會決定你三個月後的樣子！

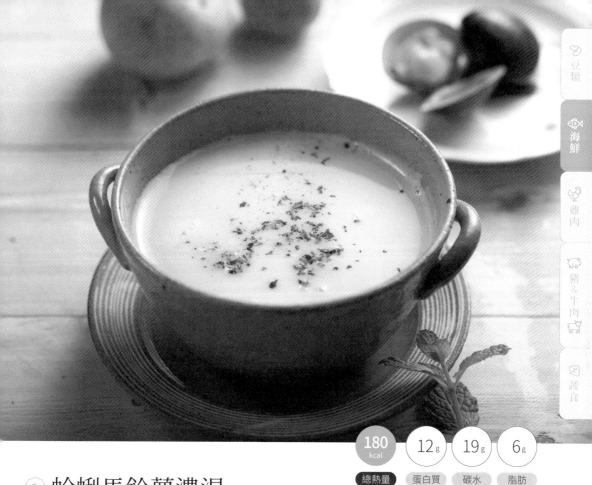

180 kcal	12g	19g	6g
總熱量	蛋白質	碳水	脂肪

蛤蜊馬鈴薯濃湯

材料

蛤蜊 … 150公克
馬鈴薯 … 1顆
（約90公克）
鮮奶 … 80cc

調味料

黑胡椒 … 少許
鹽 … 少許（可不加）

作法

1　以200cc的水將蛤蜊煮開，只取出蛤蜊肉和湯汁，蛤蜊殼丟棄。

2　馬鈴薯蒸熟，放入調理機，再加入作法①的蛤蜊湯汁和80cc鮮奶，打均勻後，倒入鍋中加熱。

3　最後再放入作法①的蛤蜊肉，撒上鹽及黑胡椒，完成。

memo

蛤蜊自帶鹹味，請先試喝後再決定是否加鹽。

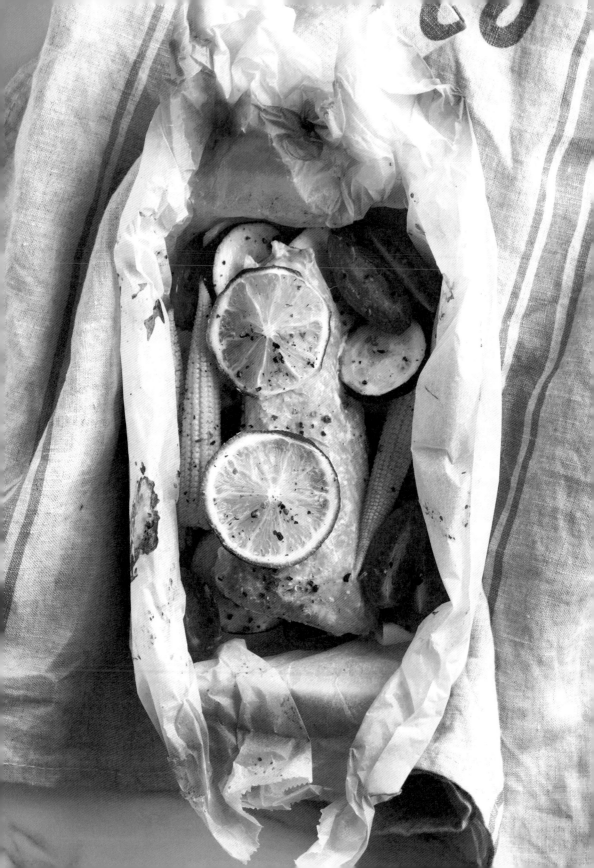

紙包烤鮭魚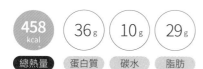

 動手試試看，
原來一點都不難！

458 kcal	**36** g	**10** g	**29** g
總熱量	蛋白質	碳水	脂肪

材料

鮭魚 … 170公克
洋蔥 … ¼ 顆
玉米筍 … 3根
櫛瓜 … 半條
小番茄 … 6顆
檸檬 … 2片

調味料

蒜香黑胡椒鹽 … 1小匙
橄欖油 … 5毫升

watch video

作法

1　烤盤鋪上一張烘焙紙，大小必須能夠完全包裹住所有食材。

2　鮭魚兩面抹一些蒜香黑胡椒鹽（分量外）。洋蔥對切再對切。櫛瓜輪切。小番茄對切。

3　將所有蔬菜放入調理盆，加入橄欖油及蒜香黑胡椒鹽，攪拌均勻。

4　將食材依序放入烤盤，以洋蔥鋪底，放上鮭魚，其他蔬菜沿著烤盤邊緣擺放，檸檬片放在鮭魚上方。

5　以烘焙紙將整個食材包覆，烘焙紙的頭尾要摺起來，放進氣炸鍋，以200度氣炸20分鐘，完成。

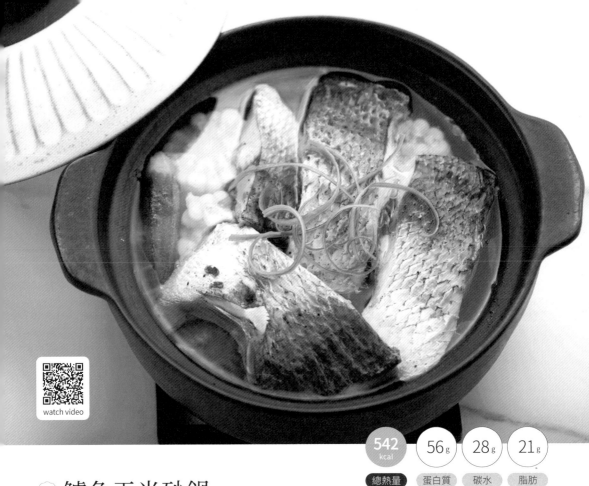

542 kcal 總熱量 ・ **56**g 蛋白質 ・ **28**g 碳水 ・ **21**g 脂肪

🐟 鱸魚玉米砂鍋

材料

鱸魚肉片 … 250公克
玉米 … 1根
洋蔥 … 半顆
秋葵 … 5支
高麗菜 … 100公克

調味料

鰹魚高湯包 … 一包

作法

1　鱸魚切成4片。玉米切成4塊。洋蔥輪切。秋葵切掉粗硬的蒂頭。高麗菜切大塊。

2　將食材依序疊入砂鍋中：洋蔥鋪底，接著放入高麗菜、玉米、秋葵，最後蓋上魚片。

3　將鰹魚高湯包剪開倒出粉末，以350cc的水混合均勻，倒入作法②的砂鍋中。

4　蓋上鍋蓋，開火煮滾後，以小火再煮5分鐘，完成。

memo

如果沒有砂鍋，用其他鍋子也可以。此道料理也可以用電鍋蒸煮。

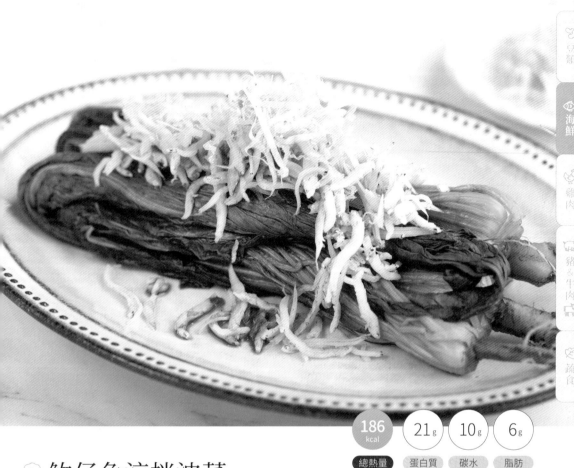

186 kcal	21g	10g	6g
總熱量	蛋白質	碳水	脂肪

�仔魚涼拌波菜

材料

熟魩仔魚 … 50公克
菠菜 … 200公克
柴魚片 … 少許

調味料

鰹魚醬油 … 1大匙
味醂 … 適量
白芝麻 … 少許
白芝麻油 … 5毫升

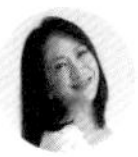

作法

1. 菠菜洗淨後，整束以熱水汆燙，燙好後取出，捏乾水分。

2. 鍋中倒入白芝麻油，開小火，放入魩仔魚稍微乾煎至沒有水氣。

3. 將作法①的菠菜放入盤中，再鋪上作法②的魩仔魚。

4. 鰹魚醬油、味醂、白芝麻倒入碗中，調勻。

5. 作法③淋上作法④的醬汁，擺上少許柴魚片，完成。（可將菠菜切段方便食用）

省下外食亂七八糟的油，
是為了給自己補充好油，
好油、壞油都是1公克9大卡！

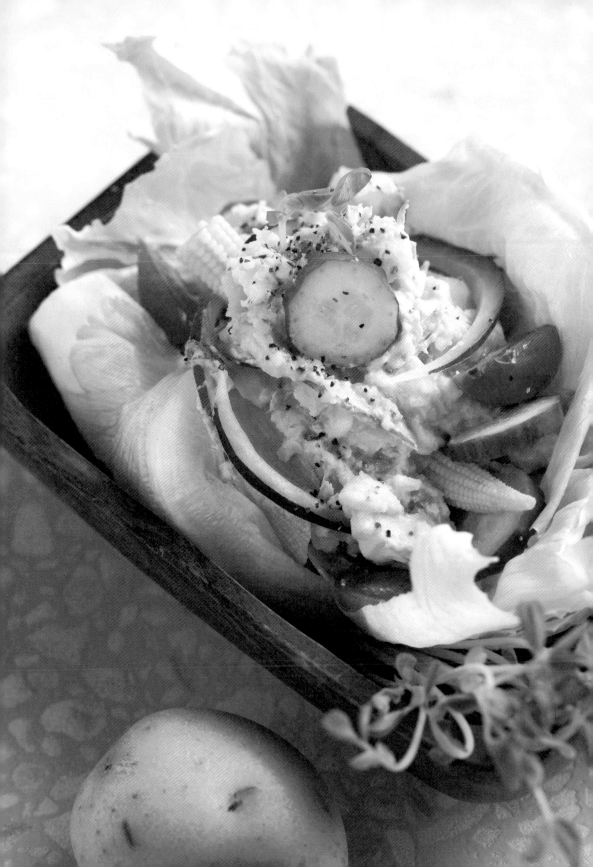

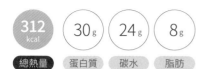 鮪魚馬鈴薯沙拉

312 kcal	30 g	24 g	8 g
總熱量	蛋白質	碳水	脂肪

 你一定是沒辦法想像瘦下來的自己有多美，所以才繼續維持這樣！

材料

水漬鮪魚 …1罐（約90公克）

雞蛋 … 1顆

馬鈴薯 … 90公克

紫洋蔥 … ⅙顆

小番茄 … 4顆

玉米筍 … 1根

小黃瓜 … ⅓條

結球萵苣 … 數片

希臘優格 … 70公克

檸檬汁 … 少許

調味料

低卡胡麻醬 … 10公克

蒜香黑胡椒鹽 … 適量

watch video

作法

1 馬鈴薯去皮切小塊。紫洋蔥切絲。小黃瓜切圓片。玉米筍對切。小番茄對切。蘿蔓萵苣撕小片。鮪魚罐頭打開後，瀝乾。

2 將雞蛋、馬鈴薯、玉米筍一起放入電鍋蒸熟。

3 再將作法②蒸熟的雞蛋和馬鈴薯，一起放進塑膠袋中捏碎，倒入大碗中。接著放入所有切好的蔬菜、水果、鮪魚罐頭，以及希臘優格。

4 淋上檸檬汁、胡麻醬、撒些蒜香黑胡椒鹽調味，拌均勻就完成了。

memo

鮪魚罐頭裡的水要倒掉，才不會讓食材軟爛不好吃，影響沙拉風味。這道料理趁新鮮吃掉最好，冷藏盡量不要超過8小時。

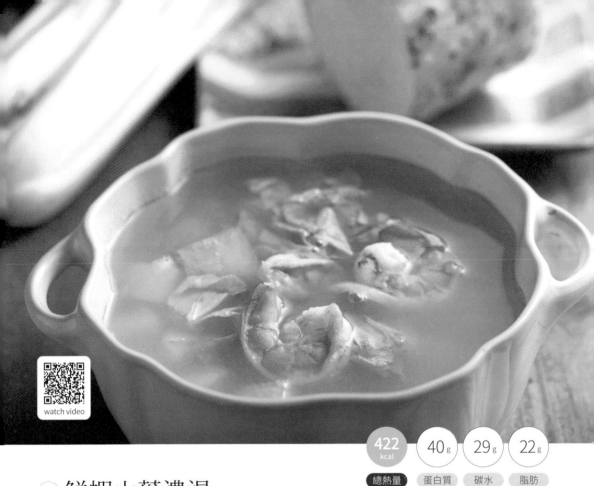

watch video

422 kcal	40 g	29 g	22 g
總熱量	蛋白質	碳水	脂肪

鮮蝦山藥濃湯

材料

蝦仁 … 150公克
日本山藥 … 150公克
小白菜 … 30公克

調味料

鹽 … ⅔小匙
白胡椒粉 … 少許
白芝麻油 … 1小匙

作法

1. 山藥去皮，切小丁。小白菜洗淨，切小段。蝦仁去腸泥。

2. 平底鍋中倒入白芝麻油，放入蝦仁，兩面翻煎至八分熟，取出備用。

3. 湯鍋加入300cc的水，放入山藥，滾煮5分鐘，再加入作法②的蝦仁和小白菜。

4. 鍋中加入鹽、白胡椒粉調味後馬上關火，完成。

memo

去除山藥外皮時要戴手套，手才不會發癢喔！也可以買已經處理好的真空包裝現成山藥，更方便。

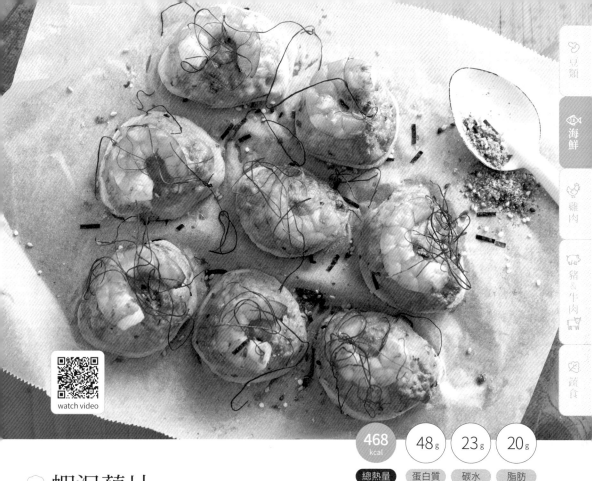

watch video

468 kcal	48g	23g	20g
總熱量	蛋白質	碳水	脂肪

蝦泥藕片

材料

大白蝦 … 15隻
（去殼後約200公克）

雞胸肉 … 50公克

嫩豆腐 … 50公克

蓮藕 … 8片
（約150公克）

辣椒絲 … 適量

海苔香鬆 … 適量

調味料

鹽 … ½小匙

米酒 … 少許

白芝麻油 … 適量

白胡椒粉 … 適量

作法

1. 大白蝦剝殼去腸泥（留下8隻蝦仁備用）。蓮藕去皮，切成厚度約0.3公分薄片，共8片，放入鍋中煮熟或蒸熟。

2. 將7隻蝦仁、雞胸肉、嫩豆腐以及所有調味料一起放入攪拌機中，攪拌成泥。

3. 在每片蓮藕片上鋪厚厚的作法②肉泥，再擺上一隻蝦仁。

4. 放進氣炸鍋，以200度氣炸15分鐘。取出後撒上一些海苔香鬆或辣椒絲，完成。

會胖不是因為吃澱粉，
是因為吃過量！

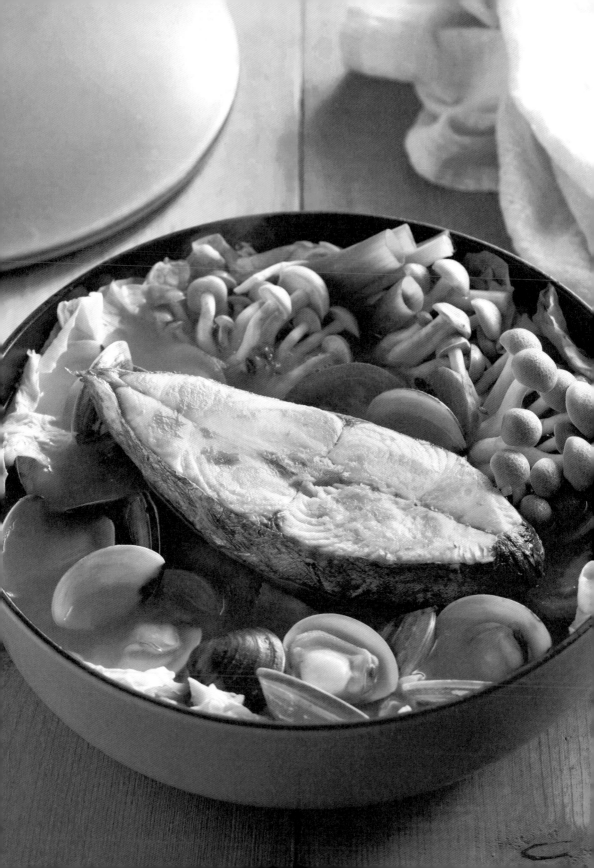

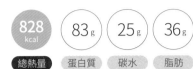
土魠魚白菜火鍋

減肥不是這個不能吃、那個也不能吃，吃對食物這個能吃、那個也能吃！

828 kcal　**83**g　**25**g　**36**g

總熱量　蛋白質　碳水　脂肪

材料

土魠魚片 … 300公克
蛤蜊 … 12顆（約100公克）
大白菜 … 200公克
鴻禧菇 … 150公克
大番茄 … 150公克
青蔥 … 1根
凍豆腐 … 150公克
蝦米 … 15公克
蒜頭（切片）… 2瓣
橄欖油 … 5毫升

調味料

鰹魚高湯包 … 1包

watch video

作法

1　大白菜洗淨，對切成兩半。鴻禧菇去除根部。大番茄切片。蔥切小段。蒜頭切片。

2　在鍋中倒入橄欖油，放入土魠魚片，兩面煎至五分熟，起鍋備用。

3　將蒜片、蝦米放入作法②的鍋中，炒香，放入大白菜、鴻禧菇、大番茄、蛤蜊、蔥及凍豆腐，最後再把土魠魚片放在最上方。

4　鰹魚高湯包粉末倒入350cc的水中，拌勻，再倒入作法③中。

5　端上桌以電磁爐或卡式爐小火加熱，可以與家人一起享用喔！

memo

建議使用砂鍋、鑄鐵鍋等可以一鍋到底的鍋具。菇類也可以替換成自己喜歡的種類喔！

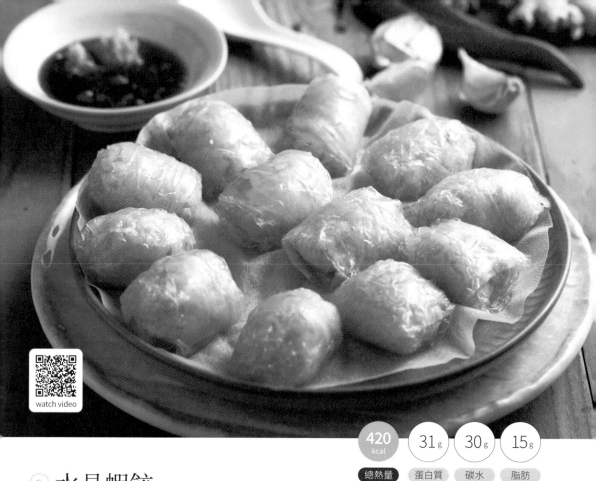

420 kcal	31 g	30 g	15 g
總熱量	蛋白質	碳水	脂肪

水晶蝦餃

材料

蝦仁 … 200公克
嫩豆腐 … ¼ 盒
（約70公克）
越南春捲皮 … 6張

調味料

鹽 … ½ 小匙
味醂 … 適量
白芝麻油 … 少許
白胡椒粉 … 適量
昆布醬油 … 少許
蒜末辣椒 … 少許

作法

1. 蝦仁去腸泥，對切成兩半（留下12隻對半切的蝦仁備用）。

2. 將剩餘的蝦仁、豆腐及鹽、味醂、芝麻油、白胡椒粉放入食物調理機，攪碎。

3. 越南春捲皮以剪刀對半剪開，用水沾濕平鋪在砧版上，包入作法②的肉泥和作法①的半隻蝦，將春捲皮包起。

4. 將作法③的蝦餃放入電鍋蒸熟或下滾水3分鐘撈起，可沾取少許昆布醬油或蒜末辣椒搭配。

memo

水晶蝦餃蒸煮時間5分鐘即可，絞碎後的內餡很容易熟，煮太久，容易皮肉分離。

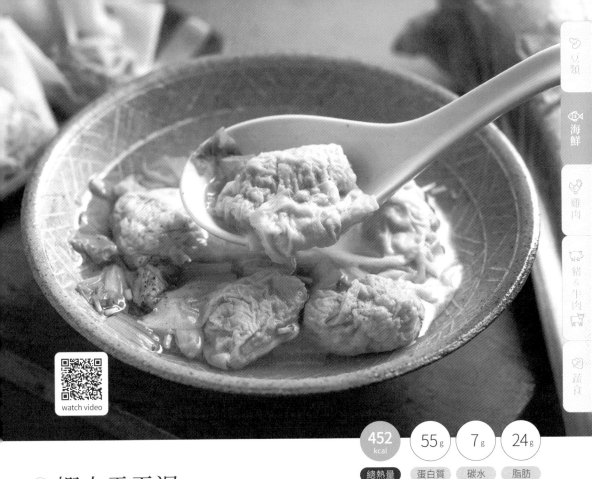

452 kcal	55 g	7 g	24 g
總熱量	蛋白質	碳水	脂肪

watch video

蝦肉雲吞湯

材料

蝦仁 … 150公克

雞胸肉 … 90公克

千張 … 數張

小白菜 … 50公克

調味料

鹽 … ⅓小匙

鰹魚粉 … 適量

米酒 … 少許

白胡椒粉 … 少許

作法

1　雞胸肉剁碎，蝦仁去腸泥、切成1公分大小。小白菜洗淨，切小段。

2　在調理盆中放入作法①的雞胸肉及蝦仁，再加入所有調味料，攪拌均勻。

3　將千張裁成一般大小的雲吞皮，再放上約銅板大小的作法②，以包餛飩的方式將肉泥包起。

4　鍋中加水煮開，放入作法③煮3分鐘，再加入小白菜，用鹽、白胡椒粉（分量外）調味，就是美味的雲吞湯了。

memo

可以多包一些雲吞存放在冷凍庫，方便隨時取用。

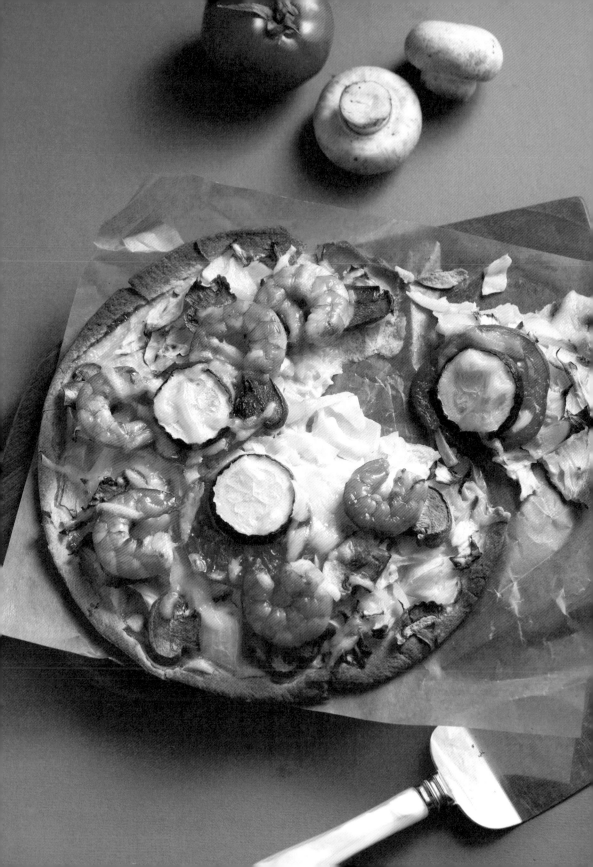

鮮蝦披薩

285 kcal — 總熱量
28 g — 蛋白質
32 g — 碳水
16 g — 脂肪

材料

大蝦仁 … 6隻（約100公克）
雞蛋 … 1顆
墨西哥捲餅皮8吋 … 1張
高麗菜 … 50公克
大番茄 … 3片（約30公克）
櫛瓜 … 3片（約30公克）
洋蔥 … 20公克
蘑菇 … 3朵
乳酪絲 … 15公克

調味料

蒜香黑胡椒鹽 … 適量
低卡番茄醬 … 適量

watch video

作法

1. 蝦仁去腸泥。洋蔥切絲。蘑菇切片。高麗菜切小片。將雞蛋打入碗中，備用。

2. 將高麗菜放進料理盆中，加入作法①的蛋液拌勻，再以少許蒜香黑胡椒鹽調味。

3. 墨西哥捲餅皮放在鋪有烘焙紙的烤盤上，塗上薄薄的低卡番茄醬。

4. 在餅皮上依序放入作法②的高麗菜蛋液，以及櫛瓜、洋蔥、蘑菇、大番茄、蝦仁，最後放上乳酪絲、撒上蒜香胡椒鹽調味。

5. 將作法④的餅皮，平放入氣炸鍋，以200度氣炸15分鐘，完成。

memo

出爐後可加少許低卡低鈉番茄醬。

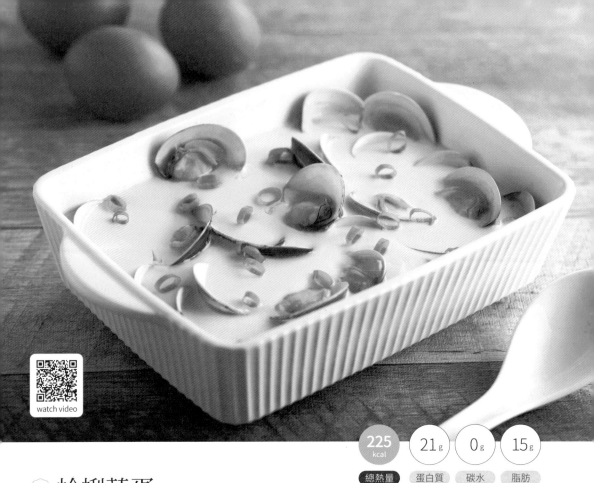

225 kcal	21 g	0 g	15 g
總熱量	蛋白質	碳水	脂肪

蛤蜊蒸蛋

材料

蛤蜊 … 200公克

雞蛋 … 3顆

蔥花或香菜 … 少許

調味料

鹽 … ¼ 小匙

作法

1 以300cc的水將蛤蜊煮開，蛤蜊與湯汁分開，放涼備用。

2 將3顆雞蛋打入碗中，加入作法①的蛤蜊湯汁、鹽，打散攪勻，蛋液用濾網過篩，倒入淺盤。

3 將作法①煮熟的蛤蜊放入作法②的淺盤中，放入電鍋，外鍋加水，待蒸氣出來後，蒸10分鐘。再悶5分鐘後開蓋。

4 出鍋後撒上蔥花或香菜。

memo

電鍋冒煙時，鍋蓋可用筷子架高，留一小縫，即可蒸出零毛孔蒸蛋（或者在放入電鍋前，蓋上保鮮膜，在保鮮膜上戳幾個氣孔也可以）。蛤蜊本身有鹹味，可依個人口味調整，也可不需再加鹽。

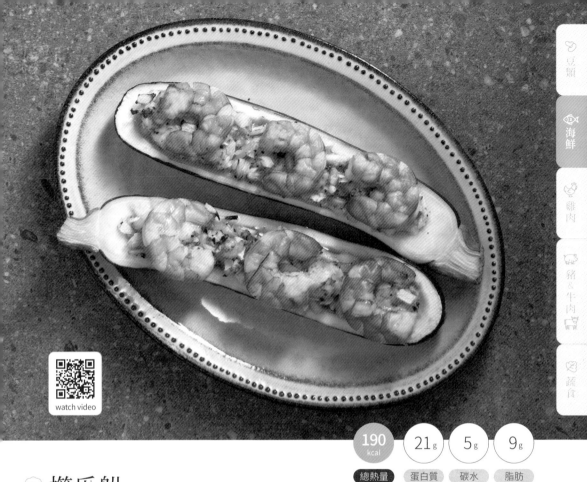

190 kcal	21g	5g	9g
總熱量	蛋白質	碳水	脂肪

櫛瓜船

材料

櫛瓜 … 1條
(約200公克)

蝦仁 … 12隻
(約150公克)

洋蔥 … 少許

調味料

蒜香黑胡椒鹽 … 適量

作法

1　櫛瓜橫向剖開，用湯匙將果肉挖出，備用。

2　留下6隻蝦仁備用，其餘蝦仁和洋蔥及作法①的櫛瓜果肉一起切碎後，撒上蒜香黑胡椒鹽攪拌均勻。

3　將作法②填入作法①的櫛瓜中。再將6隻蝦仁分別放在櫛瓜上。

4　放入氣炸鍋，以200度氣炸15分鐘。完成。

多喝水～多喝水～多喝水！
很重要所以講三次！

79

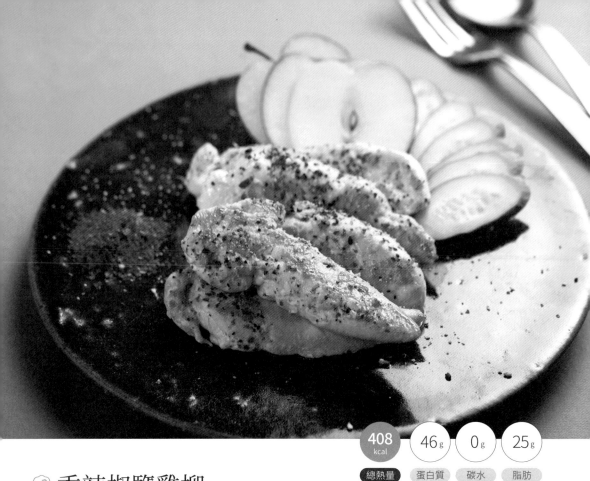

408 kcal ｜ 46g ｜ 0g ｜ 25g

總熱量　蛋白質　碳水　脂肪

🐔 香辣椒鹽雞柳

材料

雞柳 … 200公克

調味料

蒜香黑胡椒鹽 … 適量
五香辣粉 … 適量
米酒 … 少許
橄欖油 … 5毫升

作法

1　雞柳以米酒、蒜香黑胡椒鹽抓拌均勻，放入冰箱，醃漬一晚。

2　鍋中放入橄欖油，放入作法①的雞柳，單面煎3分鐘，翻面煎3分鐘，煎至雞柳熟透。

3　起鍋，撒上五香辣粉，完成。

memo

不吃辣可省略五香辣粉。

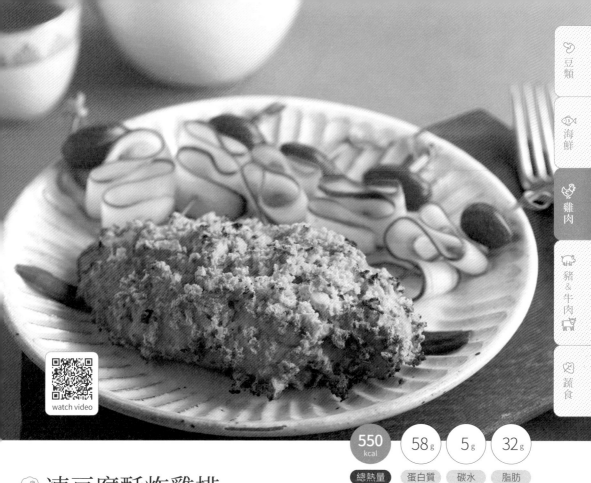

watch video

550 kcal	58 g	5 g	32 g
總熱量	蛋白質	碳水	脂肪

凍豆腐酥炸雞排

材料

雞胸肉 … 150公克
凍豆腐 … 150公克
雞蛋 … 1顆
乳酪絲 … 15公克

調味料

日式燒肉醬 … 1大匙
起司粉 … 少許
蒜香黑胡椒鹽 … 少許

作法

1　雞胸肉從側邊片開，但不要切斷，以日式燒肉醬醃3小時，或放入冰箱冷藏至隔天。

2　凍豆腐捏乾、捏碎，加入少許起司粉和蒜香黑胡椒鹽調味。

3　取出雞胸肉，塞入乳酪絲，兩面沾滿蛋液，再沾上作法②的凍豆腐碎。

4　將作法③放進氣炸鍋，以200度氣炸20分鐘即可。

memo

如果實作後，蛋液和豆腐碎有剩餘，那麼總熱量就不會超過500大卡。

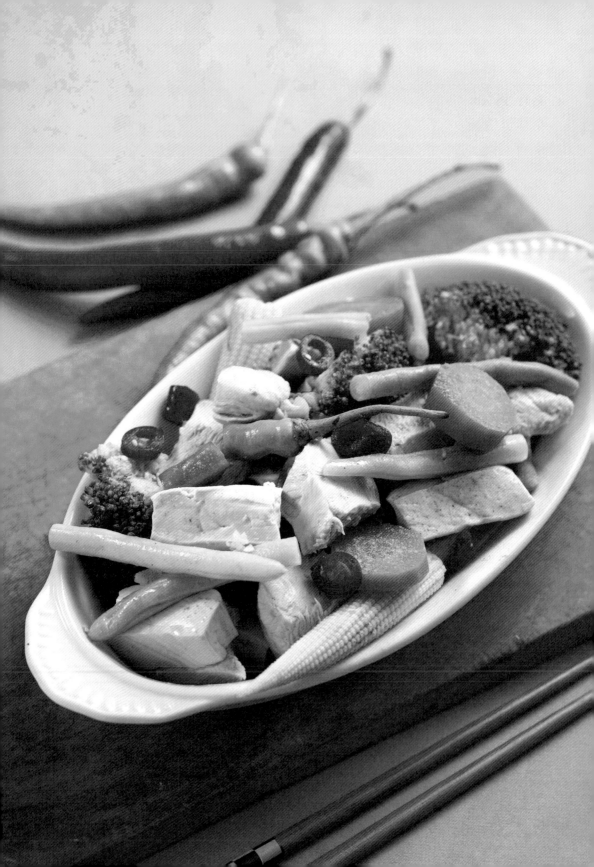

鹹水雞

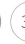 過胖很難健康，
健康的人一定不過胖！

332 kcal	36g	8g	17g
總熱量	蛋白質	碳水	脂肪

材料

雞胸肉 … 120公克
白豆乾 … 50公克
綠花椰菜 … 50公克
玉米筍 … 3根（約30公克）
四季豆 … 30公克
紅蘿蔔 … 20公克
青蔥 … 3根
薑 … 5公克
糯米椒 … 1根
辣椒 … 1根

調味料

鹽 … ½小匙
白胡椒粉 … 適量
鰹魚粉 … 少許
白芝麻油 … 適量

watch video

作法

1 蔥切小段。四季豆撕去粗筋，對切。紅蘿蔔去皮，切片。白豆乾切小塊。綠花椰菜切分成小朵。薑切片。糯米椒切小段。辣椒輪切。

2 準備一鍋水，水滾後放入1小匙鹽（分量外）、薑片、蔥段和雞胸肉，轉中小火煮15分鐘，蓋上鍋蓋，再悶15分鐘。

3 將作法②的雞胸肉撈起，冰鎮，剪成小塊備用。

4 四季豆、紅蘿蔔、白豆乾、綠花椰菜、玉米筍，全部放入作法②的湯鍋，汆燙2分鐘，撈起，冰鎮備用。

5 將作法③的雞胸肉與作法④的蔬菜放入調理盆中，加入所有調味料，再加入2湯匙煮雞胸肉的湯汁，攪拌均勻倒入盤中，再放上糯米椒及辣椒就完成了。

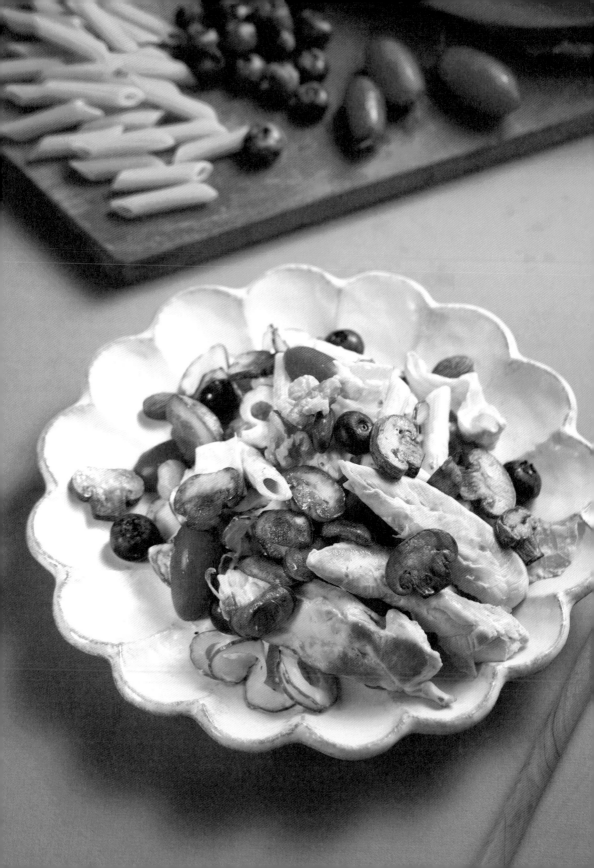

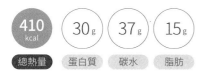 雞肉沙拉冷麵

 先動起來，做什麼都好！
走走路、爬樓梯、散散步！

410 kcal	30 g	37 g	15 g
總熱量	蛋白質	碳水	脂肪

材料

雞柳 … 3條（約90公克）

蘑菇 … 5朵（約30公克）

小黃瓜 … ⅓條（約50公克）

小番茄及藍莓 … 30公克

洋蔥 … 少許

堅果 … 5顆

蘿蔓萵苣 … 適量

希臘優格 … 2～3大匙（約50公克）

義大利鉛筆麵 … 約40公克

調味料

帕馬森起司粉 … 適量

蒜香黑胡椒鹽 … 適量

玫瑰鹽 … ¼小匙

檸檬汁 … 少許

蜂蜜 … 少許

橄欖油 … 適量

作法

1　煮熟義大利麵（請參考包裝背後的建議烹煮時間），撈起，拌一些橄欖油，放涼備用。

2　蘑菇切片。小黃瓜切圓形薄片。小番茄對切。洋蔥切絲。生菜剝小片。

3　鍋中加入橄欖油，放入蘑菇和雞柳，煎熟，撒上玫瑰鹽，備用。

4　將作法①的義大利麵和作法②及作法③的所有食材放入調理盆中，混拌均勻。

5　再加入2大匙希臘優格、蒜香黑胡椒鹽及帕馬森起司粉，淋上些許檸檬汁及蜂蜜（可不加），攪拌均勻，放上堅果就完成了。

watch video

memo

· 起司粉（乳酪粉）10公克約50大卡。橄欖油5公克45大卡。這些可視個人熱量需求增減。小心～不要因為調味料爆卡了。

· 建議所有食材要吃的時候再混合，不要預拌好放冰箱，容易出水或軟爛。蘿蔓萵苣也可用芝麻葉或其他生菜代替。

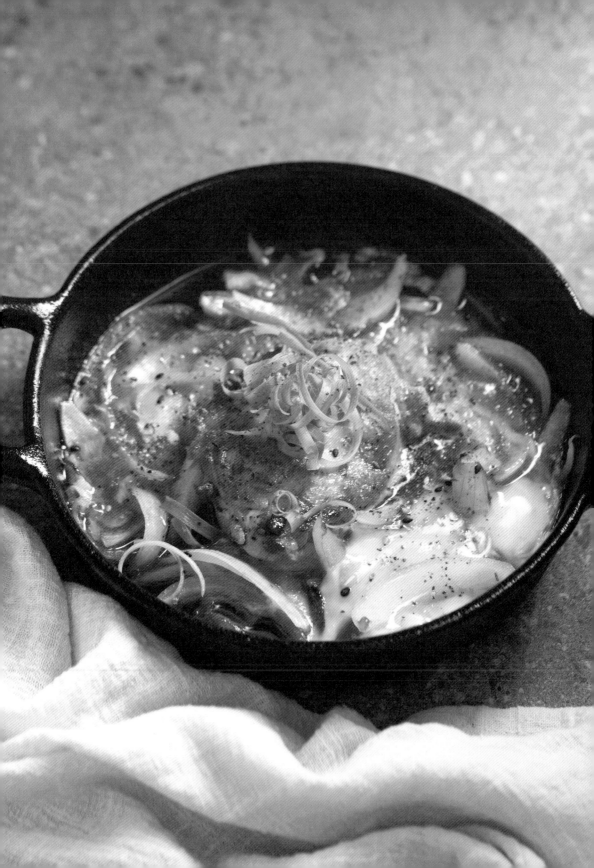

洋蔥雞腿排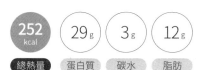

 每天好好的吃，
才能慢慢的瘦！

252 kcal
29 g
3 g
12 g

總熱量　蛋白質　碳水　脂肪

材料

去骨雞腿 … 120公克
雞蛋 … 1顆
洋蔥 … ¼顆
青蔥 … 少許
七味粉 … 適量

調味料

日式燒肉醬 … 1½大匙

watch video

作法

1　洋蔥切絲。青蔥切絲。

2　平底鍋不放油，將雞腿的雞皮面朝下，兩面煎熟，盛起備用。

3　洋蔥絲放入作法②的鍋中以雞油拌炒，炒至微軟，再將作法②的雞肉放回鍋內。

4　日式燒肉醬倒入碗中，加入1湯匙的水，攪拌均勻，倒至作法③的鍋中，拌勻。

5　雞蛋打入碗中，打散，倒入作法④的鍋中，不要攪拌，1分鐘後熄火。

6　起鍋加上蔥絲，視個人口味添加少許七味粉。

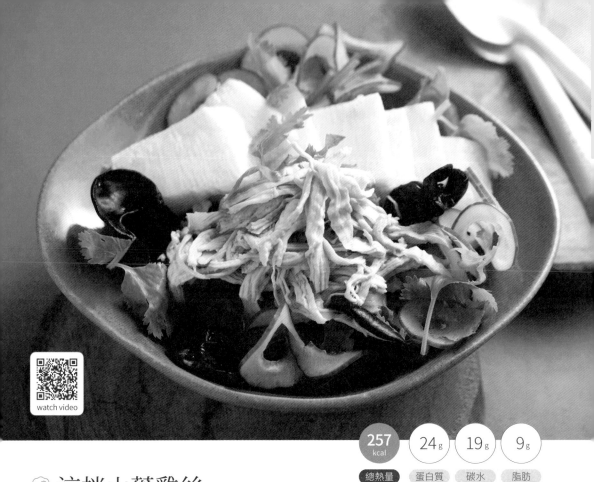

257 kcal	24 g	19 g	9 g
總熱量	蛋白質	碳水	脂肪

🐔 涼拌山藥雞絲

材料

雞胸肉 … 90公克
日本山藥 … 50公克
小黑木耳 … 80公克
小黃瓜 … 1小條（約80公克）
香菜 … 30公克
檸檬汁 … ¼顆
蒜頭 … 3瓣
黑胡椒 … 適量

調味料

昆布醬油 … 2大匙
味醂 … 適量
白芝麻油 … 適量

作法

1 日本山藥去皮，切小塊。小黑木耳汆燙3分鐘，撈起冰鎮，瀝乾。小黃瓜切薄片。蒜頭切末。香菜切小段。

2 雞胸肉放入滾水中煮3分鐘，關火，蓋上鍋蓋，再悶10～15分鐘。

3 作法②的雞胸肉放涼，用叉子將肉梳開，變成雞肉絲。

4 所有調味料放入碗中，再加入檸檬汁。

5 將作法①的所有材料（山藥除外）及作法③的雞肉絲放入調理盆，淋上作法④，攪拌均勻。

6 最後放上山藥，撒一點研磨黑胡椒，完成。

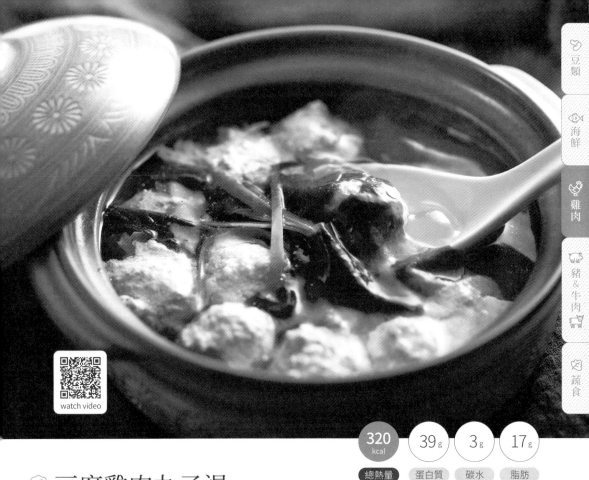

watch video

320 kcal	39 g	3 g	17 g
總熱量	蛋白質	碳水	脂肪

豆腐雞肉丸子湯

材料

雞胸肉 … 150公克
嫩豆腐 … 70公克
金針菇 … 30公克
海帶芽 … 少許
紅蘿蔔絲 … 少許

調味料

鹽 … 1小匙
白芝麻油 … 適量
薑末 … 適量
白胡椒粉 … 適量
米酒 … 少許

作法

1　海帶芽以熱水泡開。雞胸肉剁碎。嫩豆腐切小塊。金針菇去除根部，切成0.5公分小段。

2　將雞胸肉、嫩豆腐、金針菇放入調理盆中，加入所有調味料，把所有食材揉捏均勻。

3　用湯匙或手將作法②的雞肉泥捏成想要的大小。

4　將作法③放入煮沸的熱水中，3分鐘後肉丸子浮起，加入海帶芽、紅蘿蔔絲，試味道調味一下，完成。

memo

一次可多製作一些肉丸子，煮熟撈起後放涼，放入冷凍保存，隨時都有方便、好吃的蛋白質。

89

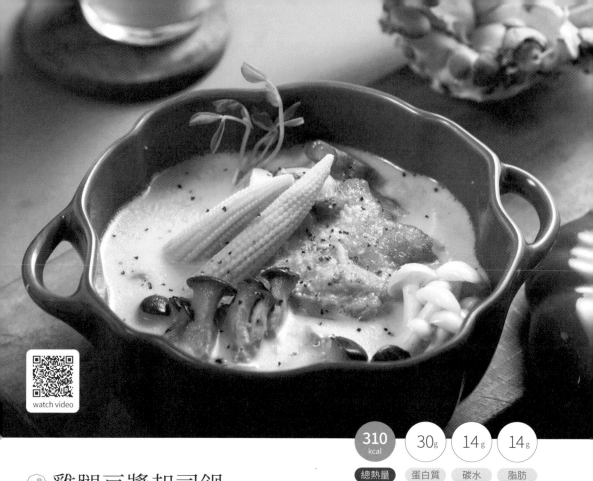

watch video

310 kcal	30g	14g	14g
總熱量	蛋白質	碳水	脂肪

🐓 雞腿豆漿起司鍋

材料

去骨雞腿 … 120公克
無糖豆漿 … 100cc
美白菇 … 50公克
鴻禧菇 … 50公克
蘑菇 … 50公克
洋蔥 … ¼顆
玉米筍 … 2根

調味料

鹽 … 1/3小匙
鰹魚粉 … 少許

作法

1　洋蔥切絲。蘑菇切片。鴻禧菇、美白菇去除根部。

2　鍋中不放油，加熱，將雞腿皮面朝下，乾煎至出油，換面煎至八分熟，起鍋備用。

3　將洋蔥、蘑菇放入作法②的鍋中，以雞油拌炒2分鐘，倒入200cc的水，再放入美白菇、鴻禧菇及玉米筍。

4　將作法②的雞肉放回作法③的鍋中，蓋上鍋蓋，燜煮3分鐘。開蓋，加入豆漿拌勻，以鹽、鰹魚粉調味，完成。

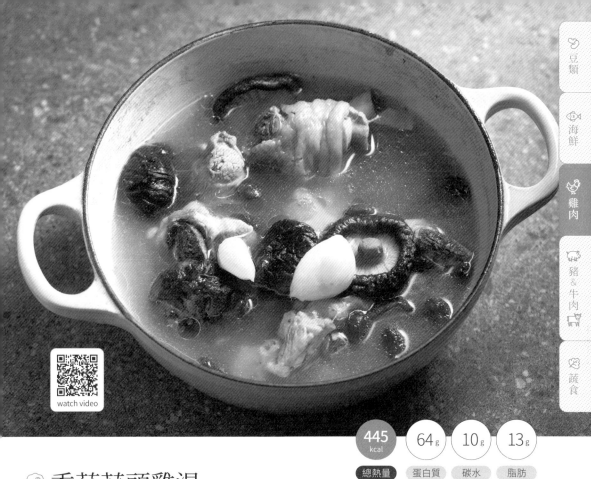

watch video

445 kcal

64 g

10 g

13 g

總熱量　蛋白質　碳水　脂肪

🐓 香菇蒜頭雞湯

材料

土雞腿切塊 … 300公克
乾香菇 … 8朵
（約30公克）
蒜頭 … 10瓣
枸杞 … 少許
薑片 … 適量

調味料

鹽 … ½小匙
米酒 … 少許

作法

1　乾香菇以冷水泡開，備用。

2　鍋中不放油，加熱，將雞腿皮面朝下，乾煎至出油，再放入薑片、蒜頭、香菇拌炒出香氣，淋少許米酒去腥提香。

3　接著加入300cc的水，蓋上鍋蓋，以小火煮30分鐘。

4　起鍋前加上枸杞，並以鹽調味，完成。

 吃太少了啦！
這樣餓下去永遠不會瘦喔！

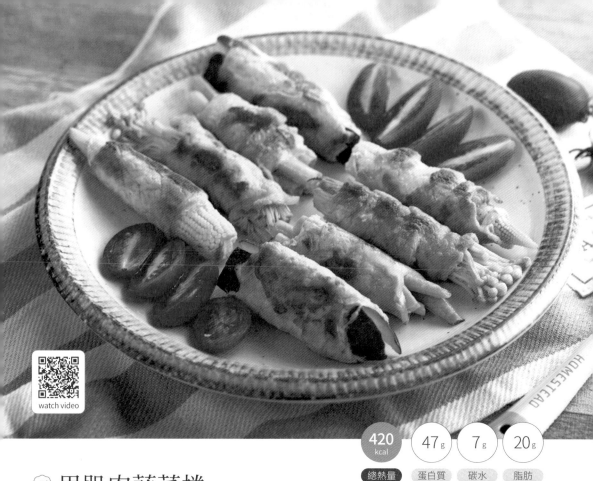

420 kcal	47g	7g	20g
總熱量	蛋白質	碳水	脂肪

里肌肉蔬菜捲

材料

豬里肌肉薄片 … 8片
　（約200公克）
金針菇 … 40公克
櫛瓜 … ¼ 條（約50公克）
玉米筍 … 2根
四季豆 … 4條

調味料

日式燒肉醬 … 1大匙

作法

1. 里肌肉薄片用日式燒肉醬醃漬3小時。櫛瓜直切成4小條。四季豆去粗筋，對半切。金針菇去除根部，分成兩等份。

2. 將醃漬好的里肌肉薄片攤開，包上蔬菜：櫛瓜包2捲、金針菇包2捲、玉米筍包2捲、四季豆包2捲。

3. 將作法②包好的里肌肉蔬菜捲放入電鍋蒸熟或以平底鍋煎熟，完成。

胖胖的很可愛，
但瘦了會健康美麗又可愛！

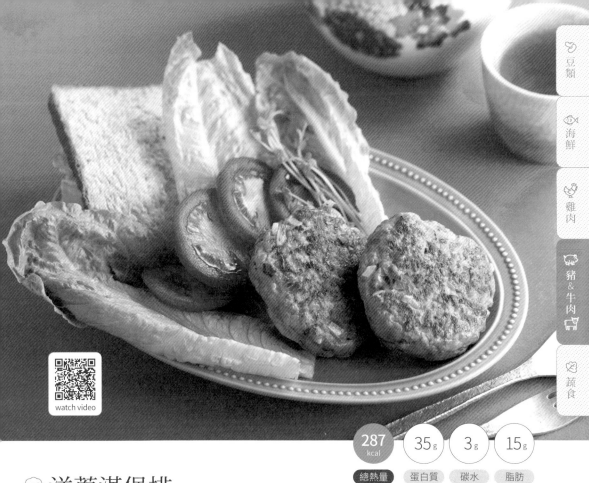

287 kcal	35 g	3 g	15 g
總熱量	蛋白質	碳水	脂肪

洋蔥漢堡排

材料

豬絞肉（瘦）… 150公克
洋蔥 … ¼ 顆
青蔥 … 2根

調味料

鹽 … ½ 小匙
鰹魚醬油 … 適量
薑末 … 少許
米酒 … 少許
白胡椒粉 … 少許
白芝麻油 … 少許

作法

1　洋蔥切碎。青蔥切末。

2　將豬絞肉放入調理盆中，依序加入所有調味料，用手抓拌到有黏性。

3　將作法①的洋蔥和青蔥加入作法②的絞肉中。繼續抓拌3分鐘，再用手整成圓形漢堡排。

4　平底鍋加熱，放入漢堡排，以煎匙稍微壓平，煎3分鐘後換面，兩面翻煎到全熟即可。

memo

此道漢堡排可搭配生菜、番茄和吐司享用。

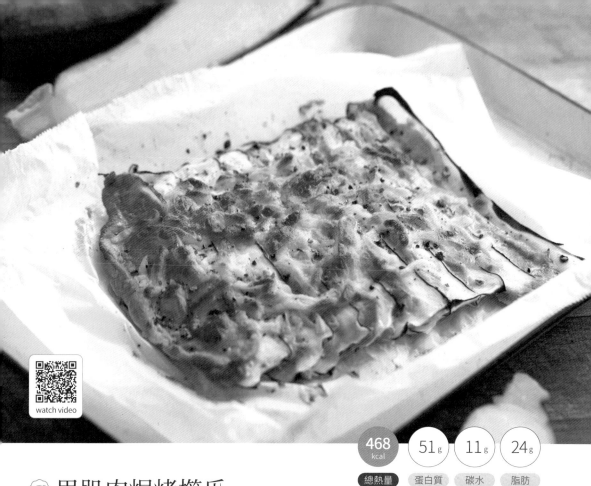

468 kcal	51 g	11 g	24 g
總熱量	蛋白質	碳水	脂肪

里肌肉焗烤櫛瓜

材料

豬里肌肉薄片 … 8片
（約200公克）
櫛瓜 … 半條
（約80公克）
蒜頭 … 2瓣
乳酪絲 … 20公克

調味料

鹽 … ¼ 小匙
味醂 … 少許
白胡椒粉 … 少許
黑胡椒 … 少許

作法

1　櫛瓜刨成長條片狀。蒜頭切末。

2　里肌肉片用鹽、蒜末、味醂、白胡椒粉抓醃，靜置30分鐘。

3　烤盤鋪上一張烘焙紙。一片櫛瓜一片里肌肉，以半重疊的方式排開。撒上乳酪絲

4　將作法③送進氣炸鍋，以200度氣炸15分鐘，撒上黑胡椒，完成。

memo

乳酪絲的熱量不低，35公克就有120大卡，這裡只加20公克（無法牽絲喔），只是儀式感。加太多就變增肥餐囉。

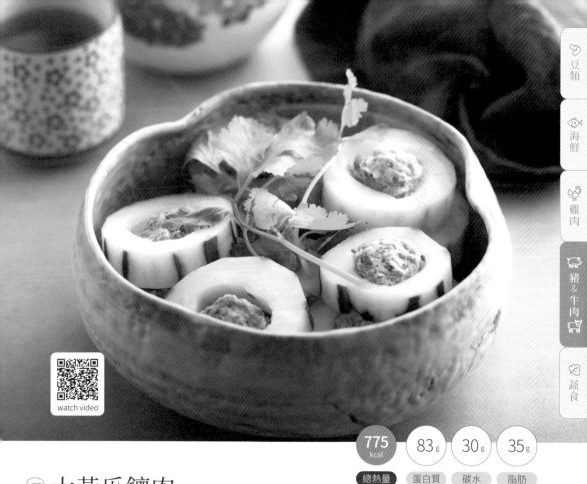

watch video

775 kcal	83 g	30 g	35 g
總熱量	蛋白質	碳水	脂肪

🐷 大黃瓜鑲肉

材料

大黃瓜 … 1條
（約600公克）
豬絞肉（瘦）
… 300公克
雞蛋 … 1顆
青蔥或芹菜… 3根

調味料

鹽 … ½小匙
鰹魚粉 … 少許
白胡椒粉 … 少許
米酒 … 少許

作法

1　蔥切成細蔥花。大黃瓜去皮，輪切成1.5公分厚，再用湯匙挖掉中間的籽。

2　將豬絞肉、蛋、蔥花，以及所有調味料放入調理盆中，一起攪拌均勻。

3　將作法②的肉泥填入作法①的大黃瓜中，放入大碗公，一個個疊起。

4　將作法③放入電鍋中，外鍋加1～1.5杯水，蒸20～30分鐘。完成。

身體不會辜負你的努力，
瘦只是時間問題！

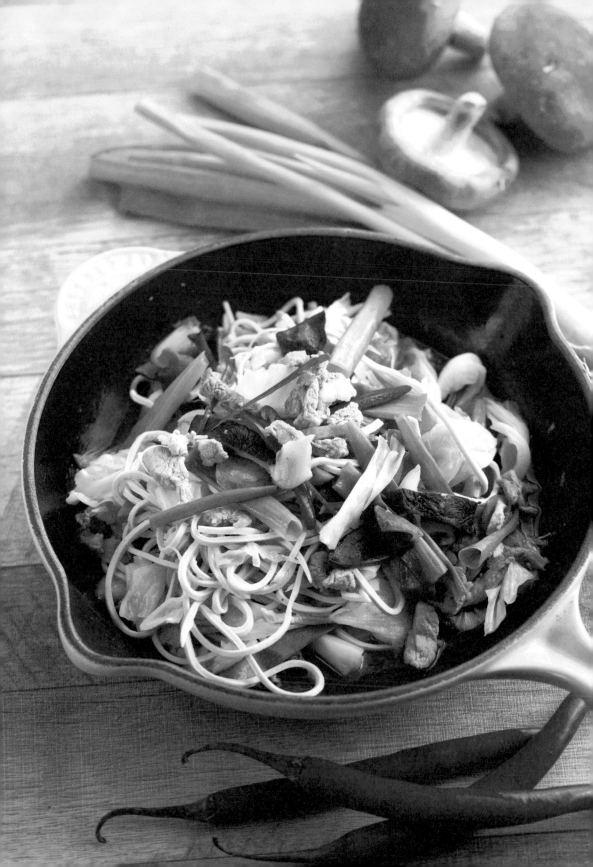

台式什錦炒麵（減醣版）

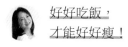

好好吃飯，
才能好好瘦！

385 kcal	37g	13g	19g
總熱量	蛋白質	碳水	脂肪

材料

豬里肌肉絲 … 90公克
豆乾絲 … 100公克
蒜頭 … 2瓣
香菇 … 2朵
紅蘿蔔 … 20公克
黑木耳 … 30公克
高麗菜 … 100公克
青蔥 … 2枝
蝦米 … 15公克

調味料

橄欖油 … 5毫升
鹽 … ½小匙
米酒 … 少許
白胡椒粉 … 少許
鰹魚粉 … 少許

watch video

作法

1 里肌肉絲加入1/4小匙鹽（分量外）、少許米酒、白胡椒粉抓醃，靜置30分鐘。

2 蒜頭切末。青蔥切小段。香菇、紅蘿蔔、黑木耳、高麗菜切絲。

3 橄欖油倒入鍋中，放入蒜末和蝦米炒香，加入作法①的里肌肉拌炒。

4 再放入香菇、紅蘿蔔、黑木耳、高麗菜以及豆乾絲拌炒，以鹽、鰹魚粉及白胡椒粉調味。

5 起鍋前加入青蔥，完成。

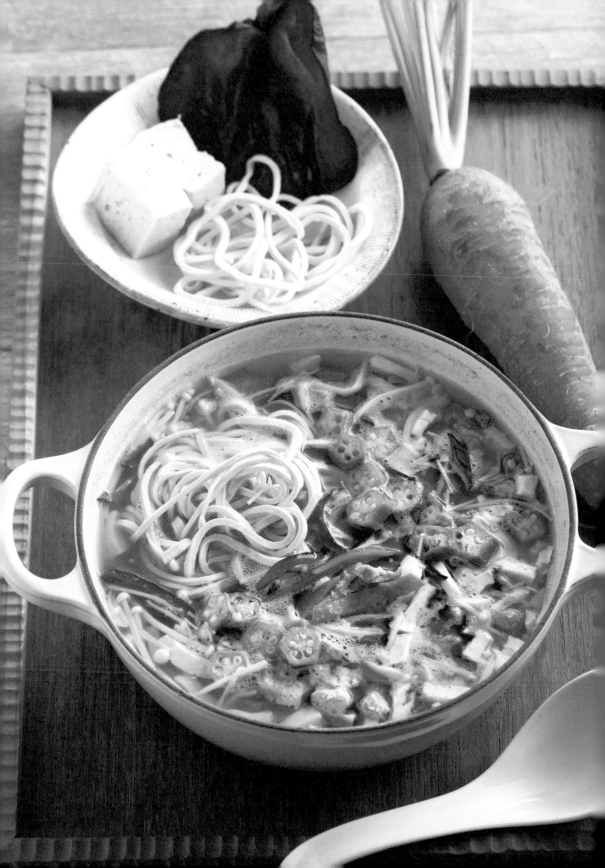

酸辣湯麵

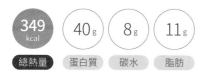

胖是吃出來的，
瘦也是！

349 kcal　**40**g　**8**g　**11**g
總熱量　蛋白質　碳水　脂肪

材料

豬里肌肉絲 … 90公克
豆乾絲 … 80公克
嫩豆腐 … 70公克
紅蘿蔔 … 20公克
黑木耳 … 30公克
金針菇 … 50公克
秋葵 … 50公克

調味料

鰹魚高湯包 … 1包
白胡椒粉 … 少許
芝麻油 … 少許
黑醋 … 少許
辣椒 … 少許

watch video

作法

1 嫩豆腐、紅蘿蔔、黑木耳、金針菇等所有材料切絲。秋葵切掉粗硬的蒂頭後切小丁。

2 鍋中放入350cc的水，煮滾後放入鰹魚高湯包粉末拌勻。

3 除了秋葵，將所有材料全部放入作法②的湯鍋中，煮3分鐘。

4 放入秋葵，煮1分鐘。

5 加入白胡椒粉、芝麻油、黑醋、辣椒調味，因鰹魚高湯包已有鹽分，可依個人口味再作調整。

memo
所有食材快煮熟時，最後再放入秋葵避免黑掉。

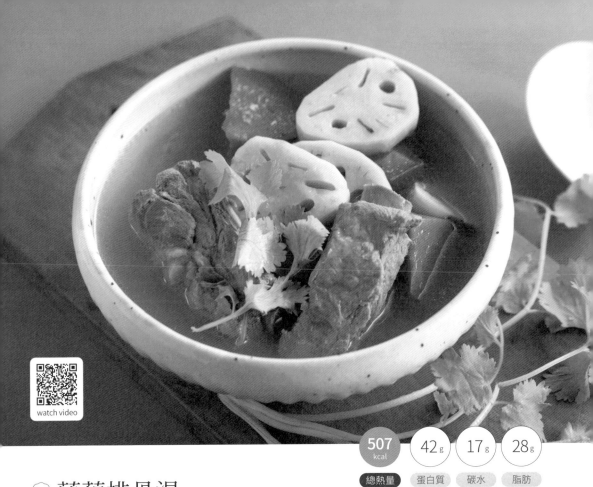

507 kcal 總熱量　42 g 蛋白質　17 g 碳水　28 g 脂肪

watch video

🐷 蓮藕排骨湯

材料

蓮藕 … 100公克

排骨 … 200公克

紅蘿蔔 … ⅓條

　（約50公克）

香菜 … 少許

薑 … 5公克

調味料

鹽 … 1小匙

米酒 … 少許

鰹魚粉 … 少許

作法

1. 排骨汆燙去血水，洗淨。紅蘿蔔去皮，切塊。蓮藕去皮，切片。薑切片。香菜洗淨切小段

2. 準備一鍋可淹沒所有食材的水量，放入排骨、薑片，再淋上一些米酒，蓋上鍋蓋，小火燉煮20～30分鐘。

3. 打開鍋蓋，放入蓮藕、紅蘿蔔，再煮15分鐘。

4. 最後以鹽、鰹魚粉調味，放上香菜，完成。

<u>想吃就吃吧！</u>
<u>一人做事一人當！</u>

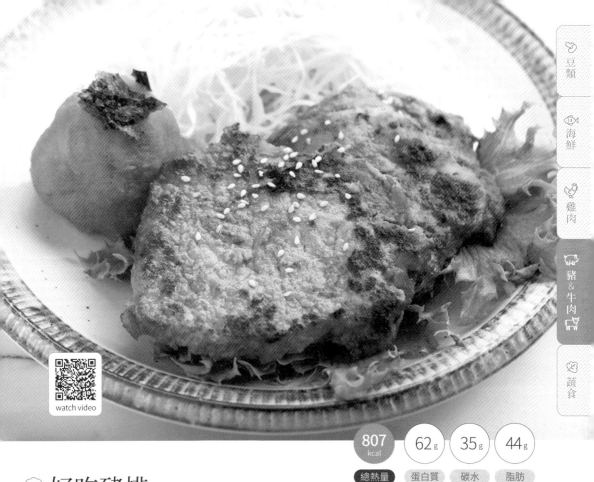

807 kcal	62 g	35 g	44 g
總熱量	蛋白質	碳水	脂肪

好吃豬排

材料

豬里肌肉片 … 300公克
（約1公分厚）
蒜頭 … 3瓣
洋蔥 … ¼ 顆
蘋果 … ¼ 顆
薑 … 5公克
辣椒 … 1條

調味料

昆布醬油 … 1大匙
米酒 … 適量
白胡椒粉 … 適量
白芝麻油 … 適量

memo

可以多製作一些冷凍保存，取出直接用氣炸鍋調理。或用來煮湯、炒菜都可以。此道料理可搭配高麗菜絲和南瓜泥享用。

作法

1. 蘋果去皮後和洋蔥、薑、蒜頭一起放到調理機或果汁機中磨碎。辣椒切小段。

2. 里肌肉片以槌肉棒拍打，將肉片打扁（破壞組織讓肉片變得鬆軟）。

3. 將作法①的所有材料放入調理盆，再加入所有調味料，拌勻。

4. 將作法②的肉片放到作法③的醬料中，密封，放置冰箱醃漬一晚。

5. 取出肉排，以平底鍋煎熟即可。

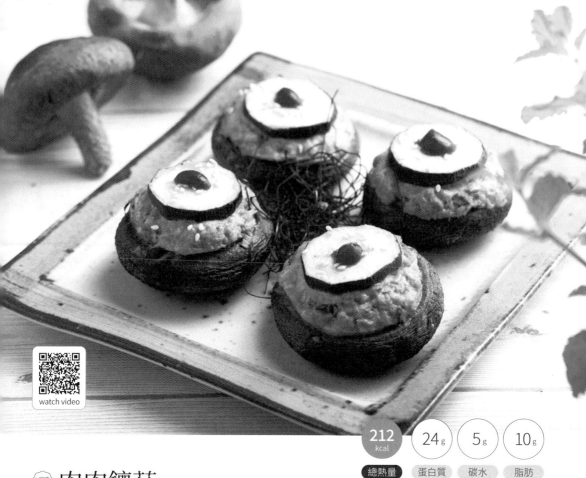

212 kcal　24 g　5 g　10 g

總熱量　蛋白質　碳水　脂肪

 肉肉鑲菇

材料

大香菇 … 4朵
　（約80公克）
豬絞肉（瘦）… 120公克
櫛瓜 … 20公克
蔥花 … 適量

調味料

蒜香黑胡椒鹽 … 適量
番茄醬 … 少許
米酒 … 適量

作法

1　大香菇去除蒂頭。櫛瓜輪切0.5公分厚。

2　豬絞肉加入米酒、蔥花及蒜香黑胡椒鹽攪拌均勻。抓捏1～2分鐘讓絞肉更有彈性。

3　將作法②填入大香菇中。上面再放一片櫛瓜

4　將作法③放入氣炸鍋，以200度氣炸15分鐘，取出後再加上一點番茄醬，完成。

又不是仙人掌，
你有什麼資格不喝水！

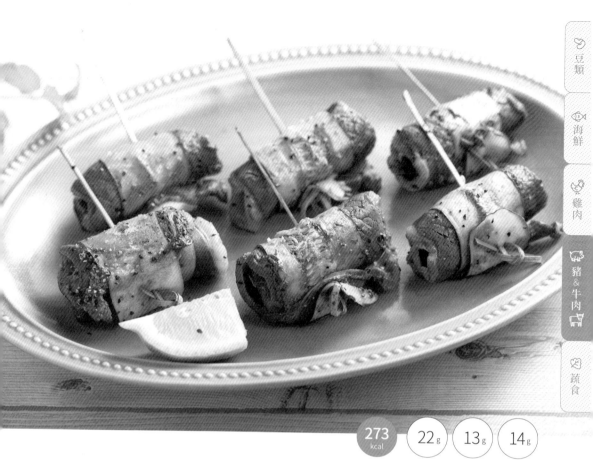

273 kcal ｜ 22g ｜ 13g ｜ 14g

總熱量 ｜ 蛋白質 ｜ 碳水 ｜ 脂肪

櫛瓜牛肉捲

材料

板腱牛肉片 … 6片
（約100公克）

櫛瓜 … 1條 （約150公克）

紅蘿蔔 … 100公克

橄欖油 … 5毫升

調味料

蒜香黑胡椒鹽 … 少許

作法

1 櫛瓜去除蒂頭、紅蘿蔔去皮，刨成長型薄片。

2 櫛瓜片、紅蘿蔔片和牛肉片依序相互疊放，撒上蒜香黑胡椒鹽調味，再捲起來。

3 平底鍋加入橄欖油，加熱，放入作法②，煎熟。或放入氣炸鍋，以200度氣炸15分鐘。

 羅馬不是一天造成的，你也是！

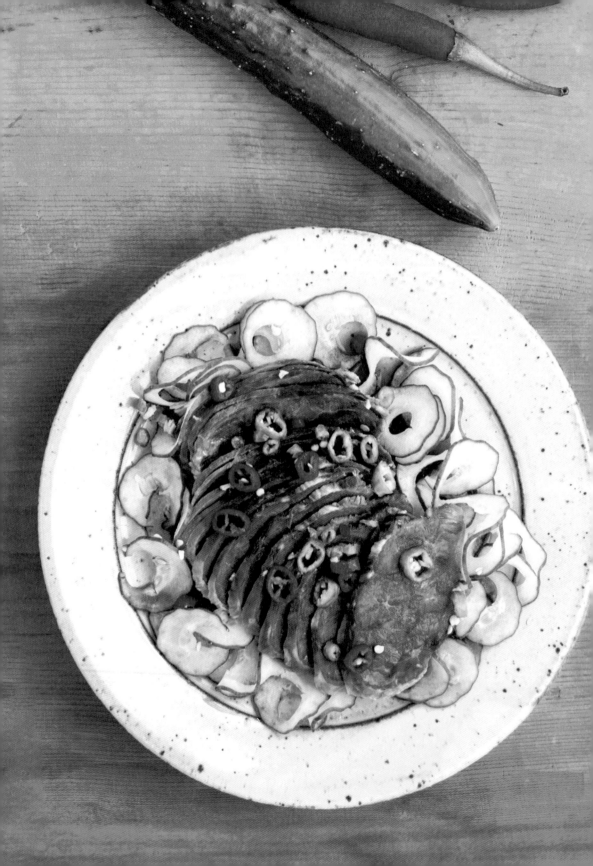

涼拌牛腱

 想，永遠是問題！
做，才有答案！

312 kcal 總熱量 | **37g** 蛋白質 | **7.5g** 碳水 | **15g** 脂肪

滷牛腱

材料

牛腱 … 2顆
　（約1000公克）
洋蔥 … 1顆
薑 … 10公克
青蔥 … 3根

調味料

滷包 … 1包
鹽 … 2小匙
白胡椒粉 … 適量
米酒 … 適量

作法

1　洋蔥剝去外皮，不切。薑切片。蔥打成結。

2　準備一個大鍋，放入牛腱、薑片、滷包、洋蔥、青蔥、鹽、白胡椒粉，再倒入些許米酒去腥提香。

3　將水加到淹過食材的高度，煮滾後用小火悶煮40分鐘，關火，再悶10分鐘。

涼拌牛腱

材料

滷牛腱 … 150公克
小黃瓜 … 1條
　（約100公克）
糯米椒 … 1條
紅辣椒(不辣) … 1條
蒜末 … 適量
香菜 … 適量
蔥花 … 適量

調味料

昆布醬油 … 適量
醬油 … 少許
白芝麻油 … 適量
五香麻辣粉 … 少許

作法

1　拿出自己滷的牛腱，切片。小黃瓜用削皮刀削成長條狀（或薄片）。辣椒、糯米椒輪切。香菜切小段。

2　將切好的牛腱和小黃瓜捲擺在盤上，撒上辣椒、糯米椒及蒜末（有蔥花、香菜也可以加入）。

3　所有調味料倒入碗中，攪拌均勻，淋到作法②的牛腱及配料上，完成。

---

memo

生肉看起來很多，滷好後並沒有那麼多，因為牛腱煮熟後會縮水至大約70%。市售的牛腱鈉含量偏高，口味較鹹，以此方式做出來的牛腱不是鹹辣重口味，肉本身的味道鮮甜清淡。可以一次多滷一些，冷凍可存放1～2個月，解凍切片就是非常好的低脂蛋白質。

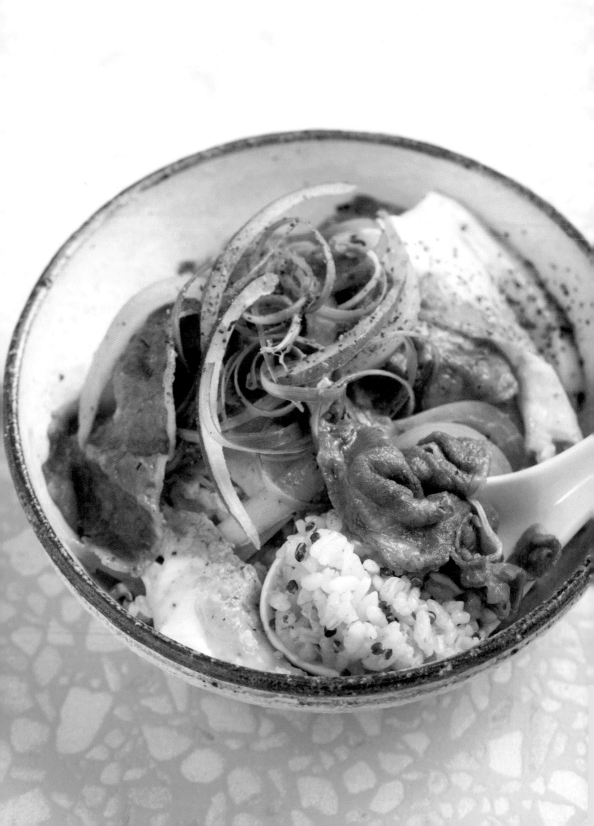

🐄 牛肉丼飯

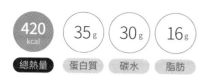

世界上最難的是：
簡單的事情重複做！

420 kcal
總熱量

35g 蛋白質
30g 碳水
16g 脂肪

材料

板腱牛肉薄片 … 5片（約120公克）
雞蛋 … 1顆
糙米飯 … ½碗
紫洋蔥 … ¼顆
青蔥 … 適量
橄欖油 … 適量

調味料

鰹魚醬油 … 1大匙
味醂 … 適量
七味粉 … 少許

作法

1　洋蔥切絲。青蔥切絲。鰹魚醬油加味醂，再加入1大匙水（分量外）調勻，備用。

2　鍋中放入橄欖油，加熱，放入洋蔥絲拌炒至微軟後，放入牛肉片，炒至五分熟。

3　將作法①的醬汁倒入作法②的鍋中，煮滾後，再淋上蛋液（不要攪拌），待蛋液八分熟，即可關火。

4　將作法③盛放在糙米飯上，撒上少許七味粉和蔥絲，完成。

> *memo*

牛肉片要選擇脂肪含量低的，例如板腱牛肉片100公克的熱量只有166大卡，而脂肪含量高的五花牛肉片100公克的熱量有430大卡。熱量差距將近3倍喔！

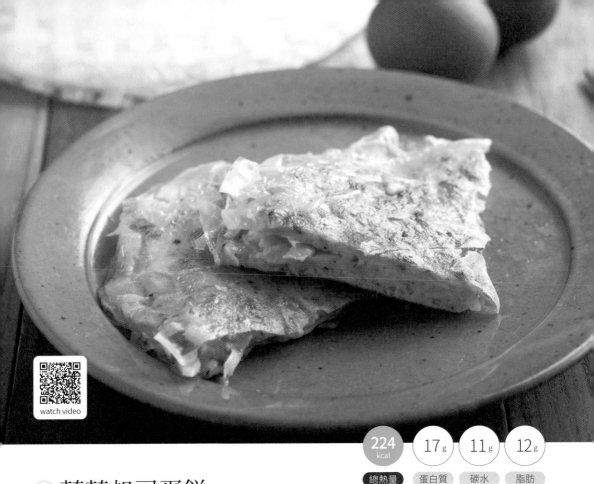

224 kcal	17 g	11 g	12 g
總熱量	蛋白質	碳水	脂肪

蔬菜起司蛋餅

材料

雞蛋 … 2顆
高麗菜絲 … 50公克
越南春捲皮 … 1張
乳酪絲 … 10公克

調味料

蒜香黑胡椒鹽 … 少許

作法

1　不沾鍋開小火，不放油，直接放入越南春捲皮，立刻倒入蛋液。

2　接著放上高麗菜絲、乳酪絲，撒上蒜香黑胡椒鹽調味。

3　將春捲皮向中間翻折，兩面翻煎3分鐘，完成。

memo

使用不沾鍋，就能不放油也可以煎出完美蛋餅，不沾鍋對新手很友善，還可以降低失敗率哦。

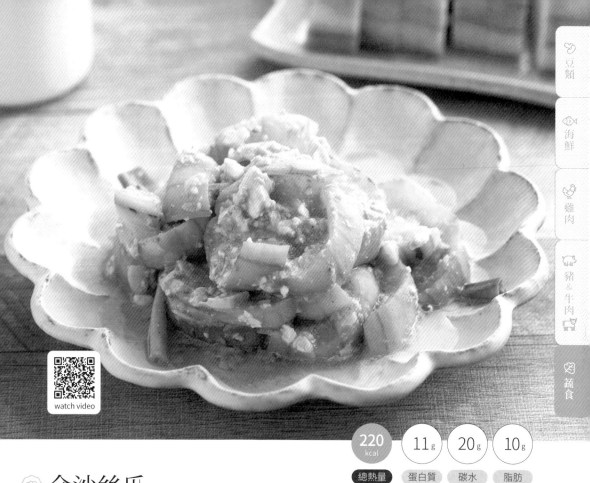

watch video

220 kcal	11g	20g	10g
總熱量	蛋白質	碳水	脂肪

金沙絲瓜

材料

鹹鴨蛋 … 1顆

絲瓜 … 1條
（約400公克）

蒜 … 2～3瓣

青蔥 … 1～2枝

調味料

鹽 … ¼ 小匙

橄欖油 … 5毫升

作法

1　絲瓜去皮，切成1公分薄片。鹹鴨蛋對切，將蛋黃、蛋白分別取出，再切碎。蒜切末。蔥切成蔥絲或蔥段。

2　鍋中加入橄欖油，放入蒜末，炒香，再放入蛋黃碎，炒到起小泡泡。

3　再將絲瓜、蛋白碎放入鍋中拌炒，過程中分次均勻加入50cc的水，蓋上鍋蓋，以小火悶煮3分鐘，絲瓜變得軟嫩就可以。

4　起鍋放上蔥絲或蔥段就完成了。

memo

鹹鴨蛋本身就有鹹味，可依個人口味調整（可以不再加鹽）。

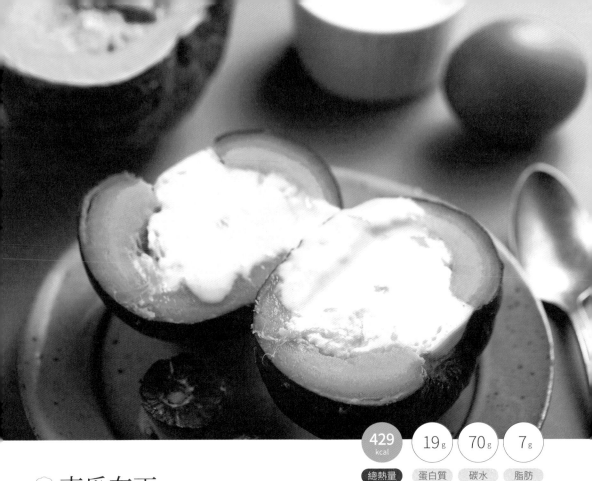

429 kcal 　 19 g 　 70 g 　 7 g

總熱量　蛋白質　碳水　脂肪

南瓜布丁

材料

雞蛋 … 1顆

栗子南瓜 … 1顆

（約400公克）

無糖豆漿 … 100cc

調味料

羅漢果糖 … 少許

作法

1 將南瓜洗淨，蒂頭處開一個3公分大小的圓洞，用湯匙挖出南瓜內部的籽和纖維。

2 將作法①放入電鍋蒸10分鐘。

3 雞蛋打散。將蛋液過濾後加入豆漿中，可添加少許羅漢果糖。

4 將作法①取出，倒入調製好的豆漿蛋液。

5 放入氣炸鍋，以180度氣炸25分鐘。

 連多喝水都做不到，別再說要減肥了！

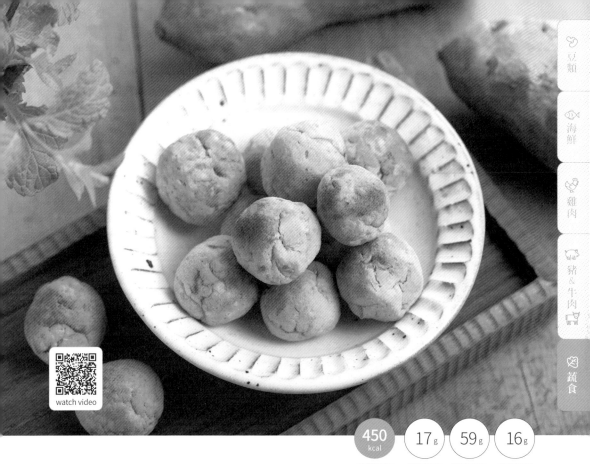

watch video

450 kcal	17 g	59 g	16 g
總熱量	蛋白質	碳水	脂肪

番薯燕麥球

材料

番薯 … 1條（約200公克）

雞蛋 … 1顆

燕麥（或豆渣粉）

… 10公克

奶油 … 112公克

調味料

羅漢果糖

… 15～10公克

作法

1　番薯削皮放入鍋中蒸熟。

2　將作法①取出放涼。放入料理盆中，打入雞蛋，再加入所有材料及調味料。一起攪拌均勻。

3　準備一張烘焙紙。把作法②捏成球狀，平均放到烘焙紙上。

4　將作法③放入氣炸鍋，以180度氣炸15分鐘，再以200度氣炸5分鐘。（中間記得翻面）

memo

市售氣炸鍋或烤箱功率不同。設定的溫度和時間也會不一樣。料理的時候建議邊做邊觀察。

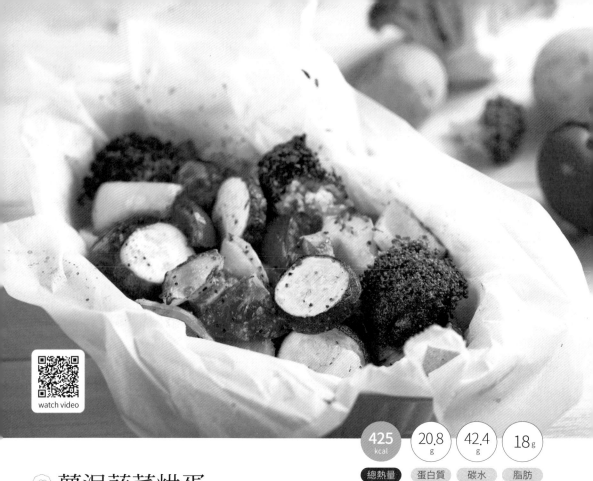

425 kcal	20.8 g	42.4 g	18 g
總熱量	蛋白質	碳水	脂肪

薯泥蔬菜烘蛋

材料

雞蛋 … 2顆
馬鈴薯 … 1顆
（約150公克）
綠花椰菜 … 50公克
櫛瓜 … 50公克
大番茄 … 1顆
洋蔥 … ¼顆

調味料

蒜香黑胡椒鹽 … 適量
橄欖油 … 8毫升

作法

1　馬鈴薯蒸熟，搗碎。綠花椰菜切分成小朵。櫛瓜、大番茄、洋蔥都切成塊狀，加入橄欖油和蒜香黑胡椒鹽拌勻。

2　將2顆蛋打入調理盆中，撒一些蒜香黑胡椒鹽調味。

3　在烤碗（或深盤）鋪上烘焙紙，最底層放入馬鈴薯泥，再放上所有蔬菜，然後淋上作法②的蛋液。

4　放入氣炸鍋，以200度氣炸20分鐘，完成。

 別急著減重，
要先好好吃飯！

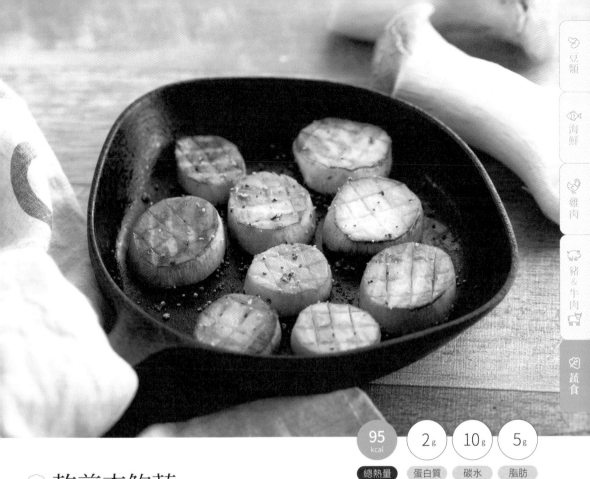

95 kcal	2 g	10 g	5 g
總熱量	蛋白質	碳水	脂肪

乾煎杏鮑菇

材料

粗的杏鮑菇 … 2支
（約200公克）
橄欖油 … 5公克

調味料

蒜香黑胡椒鹽 … 適量

作法

1　杏鮑菇輪切1.5公分厚，每一片的正面、背面，用刀尖畫細線。

2　將切好的杏鮑菇放入氣炸鍋，以200度氣炸5分鐘。

3　平底鍋加入橄欖油，加熱，放入作法②的杏鮑菇，兩面翻煎至表面微焦黃。

4　盛盤，撒上蒜香黑胡椒鹽，完成。

memo

杏鮑菇也可以直接下鍋煎。先氣炸或烤一下再煎會增加杏鮑菇的香氣。

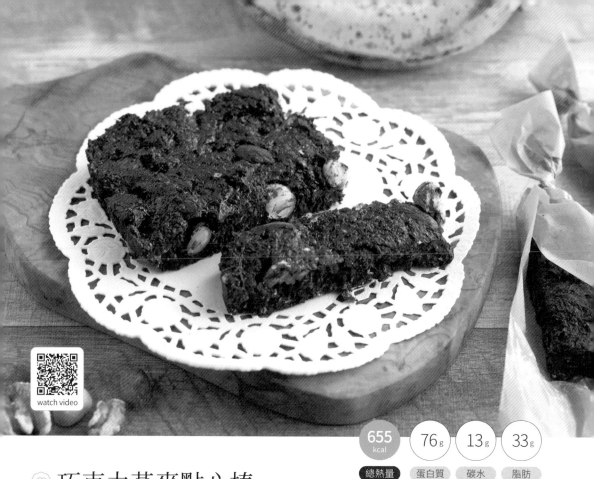

watch video

655 kcal | 76g | 13g | 33g

總熱量 蛋白質 碳水 脂肪

巧克力燕麥點心棒

材料

香蕉 … 2根

巧克力（85%以上）… 50公克

無糖可可粉 … 20公克

燕麥 … 60公克

堅果 … 25公克

作法

1. 把香蕉壓成泥。巧克力片折成小片。

2. 將作法①的材料放入料理盆中。加入無糖可可粉、燕麥、堅果攪拌均勻。

3. 方形烤盤鋪上烘焙紙。將作法③倒入，鋪平後稍微用湯匙壓緊。

4. 放入氣炸鍋，以180度氣炸15分鐘。取出後，切塊放涼。

memo

可將切好的點心棒用糖果紙、烘焙紙或鋁箔紙包起來存放冰箱，是應付嘴饞或肚子餓的好幫手。

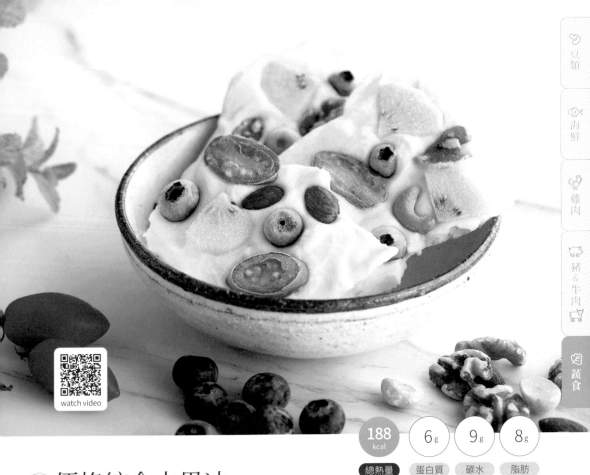

188 kcal	6g	9g	8g
總熱量	蛋白質	碳水	脂肪

watch video

優格綜合水果冰

材料

希臘優格 … 150公克

小藍莓 … 30公克

奇異果 … 半顆

小番茄 … 3顆

無糖無鹽堅果 … 10顆

調味料

蜂蜜 … 20公克

（也可不加）

作法

1　小番茄對切。奇異果去皮切片。

2　希臘優格加少許蜂蜜拌勻（也可不加）。

3　在大烤盤鋪上烘焙紙，倒入作法②的希臘優格，鋪平。

4　將藍莓、奇異果、小番茄及堅果平均擺放在作法③的優格上。

5　整盤送進冰箱冷凍，至少冰3個小時，取出切片。

memo

可以換成自己喜歡的水果。吃不完的優格綜合水果冰可用保鮮袋冷凍收藏。

除了六大類飲食均衡攝取之外，
還需要額外補充營養素嗎？

如果全要靠食物獲取足夠的營養素並不容易。例如要獲取一天足量的維生素C，大約要吃15顆柳丁；維生素B6，需要吃32顆馬鈴薯；或者是17片火腿中才有一天足量的礦物質－鐵。

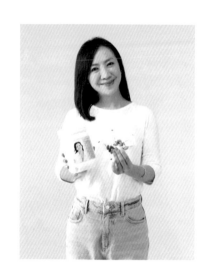

這說明了要從巨量營養素（三餐食物）中獲得完整且足夠的微量營養素，根本是不可能的任務啊～～尤其是經常外食或有偏食習慣的人，飲食不均衡或營養不良的比例會更高。

Recommend
瑪姬推薦的營養補充品
必須分享的五個理由：

營養包諮詢

① 包含人體一天多種維持重要生理健康所需的維生素、礦物質及植物性營養素。

② 經過天然淬鍊、科學驗證且行銷超過50個國家以上。

③ 多年來被中華奧委會選定為選手使用保健品──安全有效的保證。

④ 單包裝，不受潮，攜帶方便。

⑤ 瑪姬親身使用20年，保養得當的最佳見證分享。

Thank you!

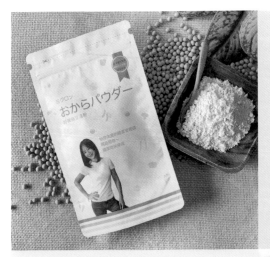

超微細豆渣粉

台灣第一筷
（健康愉筷）

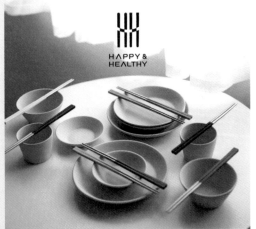

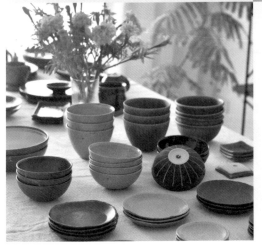

Emono選品
（餐具）

怕你太瘦

胖是吃出來的，瘦也是！擺脫「少吃、節食」等錯誤觀念，搭配60道沒有技術含量的超簡易食譜，讓你成功脫離減肥地獄

作　　　者	紀瀞淇
攝　　　影	張世平

出　　　版	積木文化
總 編 輯	王秀婷
主　　編	洪淑暖
版權行政	沈家心
行銷業務	陳紫晴、羅伃伶

發 行 人	何飛鵬
事業群總經理	謝至平

城邦文化出版事業股份有限公司
　　　　　台北市南港區昆陽街16號4樓
　　　　　電話：886-2-2500-0888 | 傳真：886-2-2500-1951

發　　　行　英屬蓋曼群島商家庭傳媒股份有限公司城邦分公司
　　　　　台北市南港區昆陽街16號8樓
　　　　　客服專線：02-25007718；02-25007719
　　　　　24小時傳真專線：02-25001990；02-25001991
　　　　　服務時間：週一至週五上午09:30-12:00、下午13:30-17:00
　　　　　郵撥：19863813 | 戶名：書虫股份有限公司
　　　　　讀者服務信箱：service@readingclub.com.tw
　　　　　城邦網址：http://www.cite.com.tw

香港發行所　城邦（香港）出版集團有限公司
　　　　　香港九龍土瓜灣土瓜灣道86號順聯工業大廈6樓A室
　　　　　電話：852-25086231 | 傳真：852-25789337
　　　　　電子信箱：hkcite@biznetvigator.com

馬新發行所　城邦（馬新）出版集團 Cite（M）Sdn Bhd
　　　　　41, Jalan Radin Anum, Bandar Baru Sri Petaling, 57000 Kuala Lumpur, Malaysia.
　　　　　電話：(603) 90563833 | 傳真：(603) 90576622
　　　　　電子信箱：services@cite.com.my

城邦讀書花園
www.cite.com.tw

美術設計	曲文瑩
製版印刷	上晴彩色印刷製版有限公司

印 刷 版	2024年3月28日／初版一刷
	售價／NT$390
	ISBN 978-986-459-570-9
	Printed in Taiwan.
電 子 版	2024年3月
	ISBN 9789864595679（EPUB）
	有著作權‧侵害必究

國家圖書館出版品預行編目資料

怕你太瘦：胖是吃出來的，瘦也是！擺脫
「少吃、節食」等錯誤觀念，搭配60道沒有
技術含量的超簡易食譜，讓你成功脫離減肥
地獄/紀瀞淇著. -- 初版. -- 臺北市：積木文化
出版：英屬蓋曼群島商家庭傳媒股份有限公
司城邦分公司發行, 2024.02
120面；17×23公分
ISBN 978-986-459-570-9(平裝)

1.CST: 健康飲食 2.CST: 減重 3.CST: 食譜
　411.3　　　　　　　　　　112021382

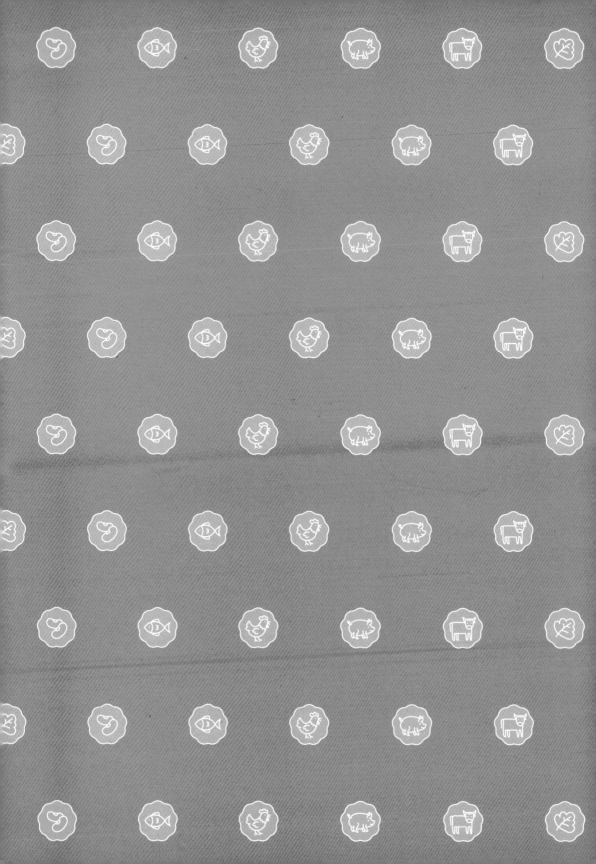